普通高等教育体育教育（应用型）专业系列教材

实用运动营养学

上海体育学院体育教育训练学院　组编

科 学 出 版 社

北京

内 容 简 介

运动和营养是健康的两大重要基石,运动与营养相结合在增强运动表现、提高健康水平中的作用日益突出。本书阐述运动营养学在竞技体育和运动健身中的应用,分为基础篇和应用篇。基础篇主要介绍运动营养基础学知识,以及运动与营养的关系;应用篇针对运动实践中的营养问题加以介绍,包括运动人群、控体重、特殊环境下及不同人群的营养策略。

本书可供体育院校本科生和研究生,以及对运动营养感兴趣的运动健身爱好者、社会体育指导员阅读学习。

图书在版编目(CIP)数据

实用运动营养学 / 上海体育学院体育教育训练学院组编
. —北京:科学出版社,2023.4

普通高等教育体育教育(应用型)专业系列教材
ISBN 978-7-03-075277-2

Ⅰ.①实… Ⅱ.①上… Ⅲ.①临床营养-营养学-高等学校-教材 Ⅳ.①R459.3

中国国家版本馆 CIP 数据核字(2023)第 048135 号

责任编辑:张佳仪 马晓琳/责任校对:谭宏宇
责任印制:黄晓鸣/封面设计:殷 靓

科学出版社 出版
北京东黄城根北街 16 号
邮政编码:100717
http://www.sciencep.com

南京文脉图文设计制作有限公司排版
广东虎彩云印刷有限公司印刷
科学出版社发行 各地新华书店经销

*

2023 年 4 月第 一 版 开本:B5(720×1000)
2024 年 8 月第三次印刷 印张:11 1/4
字数:131 000
定价:60.00 元
(如有印装质量问题,我社负责调换)

《实用运动营养学》
编写者

左　群

前　言

　　运动营养学（sports nutrition）是营养学（nutrition）的一个分支，是研究营养与竞技体育和大众健身关系的一门学科。运动营养学为竞技体育和全民健康服务，是目前发展极为迅速、实践需求非常高的学科之一。

　　竞技体育具有无限魅力，以更高、更快、更强和更团结为宗旨，不断挖掘身体潜能，挑战运动极限，这就需要其以科学的训练和良好的营养手段作为基础。没有充足合理的营养支持，竞技体育无法突破人体极限，取得优异成绩。尤其是精英运动员之间的水平相差无几，训练之外的因素将助运动员一臂之力。随着人们生活水平的提高和对健康认识的加深，积极参与健身运动已经成为大多数人的选择，但人们在进行健身锻炼的同时缺乏科学的营养指导，不知道怎样合理补充营养。运动和营养相结合能使人体的生理功能保持在最佳状态，增强机体免疫力和抗病能力，保持身体健康，促进生长发育。党的二十大报告对推进"健康中国"建设做出重要部署，强调要"把保障人民健康放在优先发展的战略位置"。运动和营养作为促进健康的两大重要手段，比任何时候都凸显出其主要作用，也更需要得到广大民众的关注。

　　因此，本书以竞技体育和全民健身的营养需求为出发点，阐述运动营养学在竞技体育和全民健身中的应用，将理论知识与运动实践联系起来，以问题为导向，突出实用性和可操作性。本书内容分为基础篇和应用篇，基础篇主要介绍与运动有关的营养学知识，应用篇主要对运动实践中的营养问题加以介绍。

　　本书可供对运动营养学感兴趣的本科生、研究生及相关专业人士学习或参考。由于编写时间有限，书中若存在不足，敬请读者在使用过程中不吝指出，在此表示感谢！

2022 年 6 月

目　录

应 用 篇

绪 论

随着生活条件的改善和人均寿命的延长，人们比任何时候都意识到健康的重要性。营养和运动作为促进健康的两大基本要素，比任何时候都得到广大民众的关注，但究竟什么是营养，如何做到合理营养，尤其是营养如何保证健康并不是所有人都能回答。

运动与营养之间的关系非常密切，当今缺乏运动和不合理的饮食已经成为人们罹患多种慢性疾病的主要因素。适度的运动能增强机体免疫力，预防疾病。运动锻炼要获得良好效果，包括运动员要取得好成绩必须要有合理营养作保证。运动与营养相互作用，在促进人类健康及增强运动能力方面发挥重要作用。

一、营养的相关概念

（一）营养和营养素

营养（nutrition）指机体从外界摄入食物，在体内经过消化、吸收、代谢，利用其所含的有益物质以保证自身生理功能和从事各种生命活动的生物学过程，包括构建机体组织、提供热量、发挥代谢调节等作用。存在于食物中的有益的化学成分称为营养素（nutrient），其包括糖、脂类、蛋白质、水、无机盐、矿物质和维生素。各类营养素有各自独特的功能，在体内代谢过程中又密切联系，起到相互促进或拮抗的作用。

糖、脂类与蛋白质在体内需求量比较高，称为宏量营养素（macronutrient）或常量营养素，也是提供能量的主要营养素。水、无机盐和维生素不提供能量。矿物质和维生素的需求量相对比较少，称为微量营养素（micronutrient），其中钾、钙、钠、镁、氯、磷、硫为常量元素，铁、锌、铜、碘、锰等属于微量元素。维生素包括脂溶性维生素和水溶性维生素，前者包括维生素 A、维生素 D、维生素 E 和维生素 K，后者包括维生素 C 和 B 族维生素。人体需要 40 多种营养素，这些营养物质人体大多数不能自行合成，必须从外界食物中摄取，称为必需营养素。必需营养素是人类生存、生长发育、健康长寿所必需的，摄入不足/缺乏或过多将导致营养不良（缺乏或过剩甚至中毒),严重的出现死亡。例如,铁缺乏导致贫血、维生素 A 缺乏导致夜盲症、维生素 D 缺乏引起佝偻病、蛋白质缺乏导致免疫功能受损;铁、维生素 A、维生素 D 过多会出现中毒。大多数的必需营养素机体无法合成,只有极少数的必需营养素机体可以少量合成,因此人类对于食物的依赖贯穿生命的始终。

（二）食物和膳食

食物(food)是人类赖以生存的物质,其所含的营养素可以为人类提供能量,促进生长发育,维持健康。食物按来源和性质可分为三大类,分别是:

1. 动物性食物　如畜禽肉类、奶类、蛋类、水产品等。

2. 植物性食物　如谷类、豆类、薯类、坚果类、蔬菜、水果等。

3. 各类食物的制品　以动物性、植物性食物为原料,通过加工制作的食物,如糖、油、酒、罐头、糕点等食物,也称食品。

《中国居民膳食指南》中将食物分为谷类及薯类、豆类及其制品、蔬菜水果类、动物性食物和纯热量食物。

一种食物不可能包含所有的营养素,一种营养素也不可能具有各种营养作用。因此,人体需要从多种食物中获得多种营养素。人类正是通过摄入各种食物,从中获得营养素,来保证生命的延续。除了含有人体所需的营养素以外,食物中还含有超过数百种其他生物活性物质,包括膳食纤维、萜类化合物、酚类化合物、有机硫化合物等,它们被称为其他膳食成分。它们普遍具有抗氧化、改善血脂、降低心血管疾病风险、抗肿瘤等作用,成为新型保健食品或营养品的来源,在保证身体健康、预防慢性疾病方面发挥重要作用。

膳食(diet)即人们日常食用的多种食物的组合。食物可视为营养素的载体,膳食可视为含有多种营养素的多种食物的混合体。人体通过摄入不同的食物,从食物中获得不同营养素和营养物质,满足各项生命活动所需。

二、营养与健康

营养与健康的关系非常密切,合理营养可以增进健康,促进生长发育,延缓衰老,预防和治疗多种慢性疾病。长期营养不良可造成营养缺乏,导致免疫力低下,生长发育受阻;营养过剩则与肥胖、糖尿病、血脂异常等慢性疾病的发生密切相关。改善饮食,合理营养则可使上述情况得到预防或缓解。

（一）营养与生长发育

从生长发育角度来看,营养是重要的影响因素之一。生长发育是细胞、组织、器官的量变和质变,需要大量的原材料包括糖、脂类、蛋白质等来构建机体,促进细胞的增殖和分化。除了身高、体重等体格上的变化,儿童青少年神经系统的发育、认知功能的发展等都需要众多营养素的供给。以蛋白质为例,蛋白质是生命的物质基础,是机体各组织器官的主要组成成分。儿童青少年每日都要摄入足够的蛋白质,尤其是优质蛋白质包括鱼、虾、蛋、奶、瘦肉和豆类。脂类也是人体组织的重要组成部分。例如,磷脂和必需脂肪酸对神经系统的发育非常关键,儿童青少年对于脂类的需求高于成人。维生素 D、钙对骨骼的发育必不可少,否则会引起佝偻病。同样,碘和锌也是儿童青少年生长发育的重要营养素,缺碘可导致呆小症、缺锌可引起发育迟缓等。营养过剩对生长发育也不利,《中国居民营养与慢性病状况报告(2020 年)》结果显示,我国 6～17 岁、6 岁以下儿童青少年超重肥胖率分别达到 19% 和 10.4%。儿童青少年的生长发育直接关系到成年的身体素质和智力水平,对其一生的健康都有重要影响,因此营养的重要作用不可忽视。

(二)营养与慢性疾病

《中国居民营养与慢性病状况报告(2020 年)》结果显示,我国仍面临居民营养不足与营养过剩并存、营养相关疾病多发、营养健康生活方式尚未普及等问题。同大部分国家一样,中国也正面临多重营养不良问题,儿童生长迟缓和消瘦、营养不足和成人糖尿病、超重肥胖共存,这些为影响国民健康的重要因素。

随着我国经济的飞速发展,我国居民营养和膳食结构正发生转变,以谷类食物为主,低脂肪、低能量密度、高糖和高膳食纤维的传统膳食结构正逐渐被高脂、高蛋白、高能量膳食结构所取代。其中,我国粮食消费就出现了新变化,粮食直接消费量逐步下降,在食物消费中的比重也在不断下降。而动物性食品及食用油的摄入量显著增加。以 2019 年的调查为例,我国膳食结构不合理的问题突出,膳食脂肪供能比持续上升,农村首次突破 30% 的推荐上限;食用油、食用盐摄入量远高于推荐值;居民在外就餐比例不断上升;主食精细化;蔬菜、水果、豆及豆制品、奶类消费量不足,这无疑增加了相关慢性疾病的发病风险。以主食为例,大量的流行病学研究表明,长期食用全谷物食品可以降低心血管疾病、2 型糖尿病、某些癌症(大肠癌等)等慢性疾病的发病风险。现代医学已经表明,膳食纤维的摄入量与健康密切相关。每日至少食用 3 盎司全谷物的女性比只吃精加工谷物食品的女性体重增长程度低很多。因为全谷物食品通常含有更多的膳食纤维,增加膳食纤维的摄入容易使人产生饱腹感,有助于减少过多能量的摄入,有助于控体重。

由此可见,合理营养、科学膳食是健康的基本保证,懂得合理营养实际上就把握了健康的一把"钥匙"。

三、营养与运动能力

近年来,随着运动训练的科学化,运动营养学越来越受到运动人群关注,尤其成为专业运动员科学化训练的重要组成。

合理营养是运动人群健康的重要保障,只有在身体健康的基础上运动能力才能得到提升。营养与运动人群的训练和体能状态、体力适应、疲劳恢复以及运动性疾病的预防/发生均有密切的关系。合理营养有助于为运动人群提供适宜的能量,提高其身体素质和专项竞技能力,提高运动成绩。

运动人群的运动表现从非专项技术角度来看,体能是决定因素。体能的好坏又和机体能量供应的能力和效率有关。运动时能量的产生与利用增加,以及调节能力的增强,将促进运动能力的提高。运动人群运动时的能量供给、运动后物质的恢复都与其营养水平有关,营养素既可作为运动时的能源物质,如糖是短时间大强度运动时的供能物质,同时也可以为长时间大强度运动供能;又可参与运动时或运动后物质代谢和能量代谢的调节,如维生素 B_1 和维生素 B_2 参与能量代谢;更是运动后消除疲劳的物质基础。运动训练和比赛引起机体疲劳的常见原因有能源物质的消耗、脱水、电解质丢失、维生素和微量元素缺乏或不足,而这些都可通过合理营养得到纠正,从而加速运动性疲劳的恢复。

此外,运动人群因训练和比赛的需要存在一些特殊的营养问题,如按体重级别(举重、拳击、摔跤、柔道、跆拳道等)进行比赛的运动员,在比赛前常有减体重的问题。艺术体操、跳水、花样游泳等项目运动员因完成高难度动作的需要,需要长期控体重,需要关注营养对身体成分的影响。女运动员常见的女运动员三联征和贫血等运动医学问题都涉及营养。营养措施不当,不仅影响运动人群的身体健康,更影响运动能力。此外,摄入食物的量和时间在很大程度上会影响运动能力。合理膳食营养和营养学强力手段在训练和比赛中的应用,运动饮料、运动食品与营养补剂的开发与应用等都是运动营养学的研究领域。

总之,合理营养是保证运动人群身体健康和运动能力的重要措施。将营养与训练有机结合起来,能更好地促使运动训练效果和运动成绩的迅速提高。

四、运动营养的作用

除了营养,运动也是保证机体健康的重要手段之一。运动能给身体带来切实的益处,包括提高机体代谢水平、改善心肺功能、增强免疫力、降低疾病风险。缺乏运动,容易引起机体功能退化,诱发多种慢性疾病。随着我国经济水平的快速发展,人们在日常生活中体力活动消耗越来越少,而静态的生活方式越来越多。这种缺乏足量运动的生活方式使得营养过剩或不平衡所致的慢性疾病增多。

人体能量消耗主要由基础代谢、食物热效应和身体活动组成,其中身体活动的能量消耗占总能量支出的30%左右,主要由身体活动水平来决定。身体活动可以增加机体能量消耗,1 h的走路、跑步或游泳的能量消耗可以是静坐的几倍到几十倍。身体活动时需要消耗更多的能量,有利于促进脂肪氧化,增加去脂体重,降低体脂含量。身体活动水平高者体重、体质指数或皮褶厚度测量结果较低。短期锻炼干预试验证实,增加身体活动可降低总体脂、腰围及腰部脂肪的增加,至少可稳定体重。因此,身体活动在能量消耗和体能分配过程中起着重要作用,规律性的身体活动可预防肥胖和体脂的中心性分布。

随着我国《"健康中国2030"规划纲要》《健康中国行动(2019—2030年)》的实施,围绕疾病预防和健康促进两大核心,提出开展知识普及行动、合理膳食行动、全民健身行动等15个重大专项行动,促进以治病为中心向以人民健康为中心转变,努力使群众不生病、少生病,提高人民健康水平。运动和营养是健康的两大重要基石,运动与营养相结合在增强体质和健康水平中的作用日益突出,人体许多疾病的发生及发展均与缺乏适度的运动及合理营养密切相关。通过合理营养和科学运动可以增强体质,促进健康,预防疾病的发生,对我国国民健康状况有重要作用。

基础篇

第一章

运动与糖

本章提要 ●·······································

糖广泛存在于自然界中,是人类生存的基本物质之一。糖与机体健康和运动的关系极为密切。糖尿病是机体糖代谢紊乱的重要表现之一,运动可以改善机体糖代谢状况。本章主要介绍糖的分类,血糖指数,糖的营养作用、食物来源及摄入量,糖营养与运动。

第一节 │ 糖 的 分 类

糖又称碳水化合物(carbohydrate),是由碳、氢、氧 3 种元素组成的一类化合物。根据聚合度(degree of polymerization,DP),可以将其分为糖(单糖、双糖和糖醇)、寡糖和多糖(表 1-1)。人体中与运动关系比较密切的糖主要有葡萄糖和糖原。

表 1-1 糖的分类

分类	亚组	组成
糖(1~2 个单糖分子)	单糖	葡萄糖、半乳糖、果糖
	双糖	蔗糖、乳糖、麦芽糖、海藻糖
	糖醇	山梨醇、甘露糖醇
寡糖(3~9 个单糖分子)	低聚麦芽糖	麦芽糊精
	其他寡糖	棉籽糖、水苏糖、低聚果糖

（续表）

分类	亚组	组成
多糖（≥10个单糖分子）	淀粉	直链淀粉、支链淀粉、抗性淀粉
	非淀粉多糖	糖原、纤维素、半纤维素、果胶、亲水胶质物

资料来源：杨月欣，葛可佑.中国营养科学全书.2版.北京：人民卫生出版社，2019.

一、单糖

单糖是最简单的糖，不能再被水解为更小分子。重要的单糖有葡萄糖（glucose）、果糖（fructose）和半乳糖（galactose）。自然界中只有葡萄糖和果糖以大量的游离形式存在，其他的一些单糖主要存在于双糖或多糖中。

葡萄糖是构成自然界中各种糖类的最基本单位，同时可以作为体内多种活性物质生物合成的原料或前体。

果糖通常和蔗糖共同存在于水果和蜂蜜中，是自然界中甜度最高的糖。果糖在人体吸收后，经肝脏转变成葡萄糖被人体利用，也有一部分转变为糖原、乳酸和脂肪。

半乳糖是乳糖的重要组成成分，在自然界中不单独存在，由母乳中的乳糖分解而来。半乳糖在人体中也是先转变成葡萄糖然后才被利用。

二、双糖

双糖由两分子单糖缩合而成。常见的天然存在于食物中的双糖有蔗糖（sucrose）、乳糖（lactose）和麦芽糖（maltose）等。

蔗糖是由1分子葡萄糖和1分子果糖缩合而来，在甘蔗、甜菜和蜂蜜中含量较多。日常食用的白糖、红糖、冰糖、黄糖、黑糖等皆是蔗糖，在甘蔗或甜菜提取得到。

麦芽糖是由2分子葡萄糖连接而成，大量存在于发芽的谷粒中。淀粉在酶的作用下可降解生成大量的麦芽糖。

乳糖由葡萄糖和半乳糖连接而成，是唯一来自动物的双糖，只存在于哺乳动物的乳汁中，浓度约为5%。经乳糖酶消化后乳糖可以生成半乳糖和葡萄糖。人体如果缺乏乳糖酶，食用奶制品后乳糖不能被水解，出现腹泻、胀气的现象称为乳糖不耐受。

三、寡糖

寡糖（oligosaccharide）又称低聚糖，是由3～9个单糖分子构成的一类小分子聚合物。按照糖的组成,寡糖可以分为两类:一类是水解产生的所有糖分子都是葡萄糖的称麦芽寡糖或低聚麦芽糖,另一类为其他寡糖,水解时产生不止一种单糖的为杂寡糖或异低聚麦芽糖。低聚麦芽糖易消化,具有低甜度、低渗透特性的特点;人体内没有能水解杂寡糖的酶,无法消化、吸收杂寡糖。但某些寡糖如低聚果糖,可在结肠发酵,促使肠道有益菌群如双歧杆菌、乳酸菌等的增殖,抑制有害菌的生长,属于益生元(prebiotic),具有重要的保健作用。

四、多糖

多糖(polysaccharide)是由 10 个以上单糖组成的大分子糖,一般不溶于水,无甜味。营养学上具有重要作用的多糖有 3 种,即淀粉(starch)、糖原(glycogen)和膳食纤维(fiber)。

(一)淀粉

淀粉是由许多葡萄糖组成的植物多糖。淀粉按照聚合方式不同分为直链淀粉和支链淀粉。天然食品中直链淀粉较少,支链淀粉较多。此外,将不能被小肠消化酶降解的淀粉称为抗性淀粉。

淀粉主要储存在植物的根、茎和种子细胞中。薯类、豆类和谷类含有丰富的淀粉,是人类糖的主要食物来源。

(二)糖原

糖原由很多葡萄糖分子聚合而成,结构和支链淀粉相似,在肝脏和肌肉中合成并储存,也称动物淀粉。糖原分解产生葡萄糖供机体利用,其中肝脏中储存的糖原可维持正常的血糖浓度,肌肉中的糖可提供运动时骨骼肌所需要的能量。

(三)膳食纤维

根据 2010 年世界卫生组织(World Health Organization,WHO)/联合国粮食及农业组织(Food and Agriculture Organization of the United Nations,FAO)的定义,膳食纤维(dietary fiber)指 10 个或 10 个以上聚合度的碳水化合物聚合物,且该物质不能被人体小肠内的酶水解,并对人体具有健康效益。我国对膳食纤维的定义是植物中天然存在、提取或合成的碳水化合物的聚合物,聚合度≥3,不能被人体小肠消化吸收,对人体有健康意义。

膳食纤维按照溶解性分为可溶性膳食纤维(soluble dietary fiber,SDF)和不可溶性膳食纤维(insoluble dietary fiber,IDF)。

可溶性膳食纤维指可溶于水,形成黏胶,容易被结肠细菌发酵的一类纤维,主要是细胞壁内的储存物质和分泌物,常存在于植物细胞液和细胞间质中,种类有果胶、树胶和黏胶等,具有延缓胃排空、减缓葡萄糖吸收、降低血胆固醇的作用。

不溶性膳食纤维不溶于水,主要是细胞壁的组成成分,不能形成黏胶,也不能被结肠细菌发酵,主要包括纤维素(cellulose)、某些半纤维素(hemicellulose)和木质素(lignin)。不溶性膳食纤维可以促进肠蠕动,增加粪便体积,促进有害物质的排泄。

益生菌和益生元

益生菌指对维持肠道健康有益的菌群。益生元指可以增加肠道中有益菌活性的物质,如膳食纤维和低聚糖(如存在于洋葱、大蒜、牛蒡、香蕉等食品中,以及利用生物技术合成的如大豆寡糖、乳糖寡糖等)。

益生元应具备以下4个条件:①在胃肠道的上部,既不能被水解,也不能被吸收;②只能选择性地对大肠内有益菌(双歧杆菌等)进行刺激生长繁殖或具有激活代谢功能作用;③能够提高肠内有益于健康的优势菌群的构成和数量;④能起到增强宿主机体健康的作用。

第二节 | 血 糖 指 数

一、概念

血糖指数(glycemic index,GI)是1986年詹金斯(Jenkins)首先提出的一个衡量碳水化合物对血糖反应的有效指标。血糖指数指分别摄入含50 g碳水化合物的食物与50 g参考物(如葡萄糖或白面包)后2 h血浆葡萄糖耐量曲线下面积之比,反映食物引起机体血糖反应高低的能力。

$$血糖指数 = \frac{进食含50\,g碳水化合物的食物2\,h血糖应答曲线下面积}{摄入50\,g葡萄糖后2\,h血糖应答曲线下面积}$$

白面包含有蛋白质和脂肪,因此以白面包作为参考得到的血糖指数是以葡萄糖为参考得到的血糖指数的1.4倍。

何为糖耐量?

在正常情况下,人体一次摄入大量糖时血糖浓度仅暂时升高,很快能恢复正常值,这种现象称为糖耐量。测试糖耐量的方法是,被试者在清晨抽血测定空腹血糖浓度,然后一次服用 100 g 或 1.75 g/kg 体重葡萄糖,隔 0.5 h、1 h、2 h 各测定血糖一次。以时间为横坐标,血糖浓度为纵坐标,绘成曲线,此曲线称糖耐量曲线。糖耐量试验可以鉴定机体利用糖的能力,由此推知体内糖代谢过程是否正常。

二、分类

根据血糖指数的大小,可以将食物分为高、中、低血糖指数食物(表 1-2,表 1-3)。血糖指数≥70 的为高血糖指数食物,该类食物进入胃肠道后消化快、吸收完全,葡萄糖能迅速进入血液,血糖峰值高,但下降速度也快,血糖浓度波动大。血糖指数≤55 的为低血糖指数食物,其在胃肠内停留时间长,糖的释放缓慢,葡萄糖进入血液后血糖峰值低,下降速度慢,引起血糖的波动较小,能较长时间维持血糖浓度。血糖指数为 55~70 的为中血糖指数食物,升血糖能力介于两者之间。

表 1-2　常见糖类的血糖指数

食物名称	血糖指数
麦芽糖	105
葡萄糖	100
白糖	84
蜂蜜	73
蔗糖	65
巧克力	49
乳糖	46
果糖	23

资料来源:杨月欣,葛可佑.中国营养科学全书.2 版.北京:人民卫生出版社,2019.

表 1-3　不同血糖指数的食物

高血糖指数食物名称	血糖指数	中血糖指数食物名称	血糖指数	低血糖指数食物名称	血糖指数
馒头	88	大麦片	69	玉米	55
大米(粳米)	82	玉米面粥	68	香蕉	52
烙饼	80	荞麦馒头	67	猕猴桃	52
玉米片	79	马铃薯(煮)	66	山药	51
南瓜	75	菠萝	66	葡萄	43
西瓜	72	糯米粥	65	苹果	36
小米饭	71	马铃薯(蒸)	62	四季豆	27
面包	70	荞麦面条	59	花生	14

资料来源:杨月欣,葛可佑.中国营养科学全书.2 版.北京:人民卫生出版社,2019.

影响食物血糖指数的因素很多,包括食物中淀粉的结构、颗粒的大小和包裹淀粉的纤维状态,以及食物内非淀粉多糖的种类、含量等。同时,食物中蛋白质和脂肪的含量和种类、食物的烹调方法等都会影响血糖指数的高低。例如,下列食物虽然原料相同,但由于烹饪方法不同,血糖指数不同(表 1-4)。

表 1-4　部分食物的血糖指数

食物名称	血糖指数	食物名称	血糖指数	食物名称	血糖指数
玉米(甜,煮)	55	馒头(富强粉)	88	小米饭	71
玉米面粥	58	馒头(荞麦面)	67	小米粥	62

三、应用

糖类食物来源众多,根据食物的血糖指数来选择合适的食物,既能够摄入充足的糖类,又不至于影响健康。低或中血糖指数的食物糖的释放缓慢,血糖波动较小,一方面能保证糖的持续供应,另一方面可以降低对胰岛的刺激,对于糖尿病患者来说,有利于使其血糖水平保持稳定。与之对应的是消化道疾病患者可选用血糖指数高的食物,因其可快速分解利用糖,从而降低胃肠道负荷。

近年来,血糖指数的研究也逐步应用到运动营养领域中,为运动员科学配餐及健身人群的科学饮食、合理控制体重提供了参考。对于运动人群,在运动中补充血糖指数高的食物,有利于快速吸收利用糖,防止血糖水平下降而影响中枢神经系统,导致疲劳提早出现,影响运动能力。同时,运动后选择高血糖指数的食物有利于糖的吸收,促进糖原的尽快恢复。

第三节 | 糖的营养作用、食物来源及摄入量

糖的营养作用主要是提供能量,现在随着对糖研究的不断深入,对其功能的认识及其在运动中应用的意义正在逐步扩大。

一、糖的营养作用

(一)提供能量

膳食糖是人类获取能量最主要和最经济的来源,人体所需要的能量55%~65%由糖提供。糖在体内消化后,主要以葡萄糖的形式被吸收,并迅速氧化,从而为机体提供能量。每克葡萄糖在体内完全氧化可以产生16.7 kJ(4 kcal)的能量。糖所提供的能量几乎能被机体所有组织利用,特别是大脑和红细胞,其高度依赖糖供能。

(二)构成机体的重要物质

糖是构成机体的重要物质,参与细胞的多种活动。每个细胞都有糖,含量为2%~10%,主要以糖脂、糖蛋白和蛋白多糖的形式存在,分布在细胞(器)膜、细胞质和细胞间基质中。与蛋白质结合的糖蛋白是一些具有重要生理功能的物质,是抗体、酶、激素、软骨、角膜等的组成成分。核糖及脱氧核糖是核酸的重要组成成分,蛋白多糖组成结缔组织的细胞间基质等。

(三)参与营养素的代谢

糖与机体其他营养素的正常代谢关系密切,充足的糖的摄入,可以节省体内蛋白质,发挥对蛋白质的节约作用。脂肪在体内的代谢也需要糖的参与,如果糖摄入不足,那么脂肪氧化不全会产生大量酮体。因此,充足的糖具有抗生酮作用。

(四)解毒保肝作用

肝脏中生成的葡萄糖醛酸是进行生物转化的重要物质,可以保证肝脏免受内源性和外源性物质的侵害。因此,肝脏含有充足的糖原,在一定程度上可保护肝脏免受有毒有害物质的损害,保持肝脏的正常解毒功能。

(五)降低慢性疾病的发生风险

摄入血糖指数低的食物,可以增加胃肠饱腹感,延长饥饿到来的时间,有助于

避免控体重人群过量进食。同时,血糖指数低的食物能避免血糖的剧烈波动,对糖尿病患者有益。摄入膳食纤维丰富的食物,有助于降低血脂,改善肠道功能,促进排便,降低结肠癌的发病风险。

现有研究发现,低聚糖和膳食纤维有助于改善肠道菌群功能,促进肠道有益菌的增殖。同时,肠道有益菌可以分解低聚糖,产生短链脂肪酸如丙酸和丁酸等,后者可进入血液循环被其他组织利用,产生健康效应。

二、糖的食物来源

糖在自然界中广泛分布,能够被人体利用的糖主要来源于植物性食物,动物性食物中含量很少。按食物来源大致可将其分为以下几类(表1-5):①谷薯类;②根茎类;③豆类;④水果/坚果;⑤乳制品;⑥精制糖。

表1-5 糖的食物来源

分类	举例
谷薯类	大米、小麦、小米、高粱、玉米、荞麦、燕麦、红薯、土豆等
根茎类	胡萝卜、莲藕、茭白、荸荠、山药、芋艿等
豆类	绿豆、赤豆、菜豆、豇豆、刀豆、扁豆、豌豆等
水果/坚果	苹果、香蕉、菠萝、桂圆、葡萄、西瓜、橙子、榴莲、板栗等
乳制品	牛奶、酸奶、含乳饮料等
精制糖	白糖、红糖、冰糖、糖果等

谷类是糖的首要食物来源,淀粉含量达到75%~80%,主要以米、面及其制成品的形式供人类食用。根茎类和薯类所含淀粉较谷类低,但也达到了20%~30%。豆类中,淀粉、寡糖和膳食纤维的含量都不低。水果含有丰富的单糖或双糖,容易消化和吸收。上述食物除了提供糖外,还能提供不同程度的蛋白质、膳食纤维、矿物质和维生素。

精制糖的主要成分是蔗糖,除了提供热量,几乎不含有其他营养素,属于营养素密度较低的食物,长期过量摄入精制糖容易导致机体能量过剩。因此,膳食中应尽量减少精制糖的摄入。

三、糖的摄入量

糖是机体重要的能量来源,根据每日身体活动的情况,普通人糖的摄入可占总热能供给量的50%~65%。身体活动量比较大的情况下,糖的摄入量可相应提高,如重体力活动消耗的情况下,糖的摄入可占总热能供给量的60%～65%甚至更多。

由于膳食纤维具有重要的生理作用,与人体健康密切相关,建议每日摄入膳食纤维25～30 g。

第四节 | 糖营养与运动

一、糖在运动中的作用

糖是运动中的主要能量来源,对人体运动能力有很大影响。糖的营养状况直接影响运动表现。

(一)糖储备

人体糖储备有肌糖原和肝糖原,血糖为游离形式。肌糖原350～375 g,可提供1 400～1 500 kcal(1 cal = 4.186 8 J)的能量;肝糖原70～100 g,可提供300～400 kcal能量;血糖总量4.5～5 g,提供18～20 kcal能量(表1-6)。肌糖原主要为肌肉所用,肝糖原分解出的葡萄糖释放到血液,维持血糖浓度。血糖可以被全身组织利用,其中大脑主要靠葡萄糖供能,在糖被大量消耗的情况下才利用酮体供能;红细胞只能利用葡萄糖通过糖酵解方式供能。

表1-6　机体糖储备的含量及功能

储存部位	含量(g)	供能(kcal)	功能
肌糖原	350～375	1 400～1 500	为骨骼肌供能
肝糖原	70～100	300～400	维持血糖浓度
血糖	4.5～5	18～20	可被全身组织利用

(二)糖在运动中的作用

糖在供能上具有许多优点,比脂肪和蛋白质更易消化吸收,产热快,耗氧量低,终产物对机体影响较小,且糖在无氧的情况下也可分解供能。因此,绝大多数的运动项目都要靠糖来供能。

2 min以内的短时间大强度运动,糖以无氧糖酵解的方式供能;2 min以上的大强度运动,糖则以有氧代谢方式供能,运动持续时间和糖储备有关,理论上可以维持 90 min 左右。

具体而言，肌糖原既能以 1 500 kcal/h 的高速率无氧代谢供能（糖酵解），维持 1 min 左右的高强度运动；也能以 700～800 kcal/h 的速率有氧代谢供能，是长时间大强度或持续时间达 2～3 h 中等强度训练中肌肉的优质燃料。很多项目如马拉松、越野滑雪、竞走等，能量消耗都在 1 000 kcal 以上，有的能量消耗甚至达 2 000～4 000 kcal。在 1 h 以上的运动项目中体内糖原会耗竭，合理补糖可保持或提高运动能力。血糖的氧化速率相对较低，为 50～250 kcal/h，但它是中枢神经系统的重要能源物质。血糖浓度下降时，首先影响中枢神经系统的功能，产生疲劳或头晕等现象，影响运动能力。

糖不仅直接为运动供能，充足的糖储备还能减少糖皮质激素的分泌，维持免疫系统的正常功能，减少肌肉蛋白质的分解。

二、补糖与运动

体内糖储备与绝大多数运动项目的运动能力有关，当糖储量低时，无论是肌糖原还是肝糖原都会影响运动表现。大量调查发现，我国运动员普遍存在糖摄入不足的现象。因此，及时补糖，保证机体具有充足的糖储备对维持或提高运动能力至关重要。

（一）补糖的种类

果糖需要在肝脏转化为葡萄糖后再被人体利用，有利于肝糖原的恢复。葡萄糖吸收速度快，可以直接被人体利用。多种糖混合补充有利于糖的最大转运和吸收。

血糖指数低的食物可作为大运动量训练前或备赛期的糖原补充剂，帮助提高肌糖原储量；训练前即刻、训练中和训练后即刻补充血糖指数高的食物对糖原的快速恢复有益。果糖容易引起胃肠道不适，训练中不建议补充。此外，有研究发现运动时即使是用含糖饮料漱口，也能激活大脑奖赏系统，促进疲劳恢复。

（二）补糖的时机

运动前补糖有助于提高糖原储备，减少运动中糖的消耗，延缓疲劳的出现。运动前 15 min 补糖可以节约运动中肌糖原的消耗；运动中补糖依运动项目而异（表 1-7）；运动后 45 min 内，尤其是运动后即刻是糖原恢复的最佳时机，这种效应会随着运动后补糖时间的推迟而逐渐下降。如果运动后数小时不补糖或补糖量较少，肌糖原的合成速率将由 7～8 mmol/(kg·h) 下降到 2.5 mmol/(kg·h) 左右。因此，运动后补糖的时机是越早越好。

表 1-7　运动中补糖方案

运动类别	能量消耗 （kcal/min）	糖的推荐量 （g/h）	举例
不超过 45 min 的大强度运动	＞18	—	游泳、10 km 跑
45～60 min 的大强度运动	14～18	＜30	篮球、自行车
90 min 左右的运动	5～10	50	足球
超过 2 h 的极限强度运动	7～10	70	马拉松、网球
铁人三项	10～14	60～90	

（三）补糖的量

运动类别不同对糖的需求不同，补糖的量也不同（表 1-7）。即使是同一项目，运动员在进行不同强度训练时补糖的量也有差异。

一般来说，非耐力运动项目糖的推荐摄入量为 5～7 g/(kg·d)。对于耐力项目运动员来说，每日训练 1～3 h，糖的推荐摄入量为 7～10 g/(kg·d)；每日训练 3～5 h 或大运动量训练期间，糖的推荐摄入量为 10～12 g/(kg·d)。此外，运动前 1 h 补糖的量为 1 g/(kg·d)，运动后每小时至少摄入 50 g 葡萄糖。

本章小结

(1) 糖类又称碳水化合物，是人体生命活动过程中必不可少的重要营养物质，营养学上一般将其分为 3 类，分别是糖（单糖、双糖和糖醇）、寡糖和多糖。

(2) 血糖指数指分别摄入含 50 g 碳水化合物的食物与 50 g 葡萄糖后 2 h 血浆葡萄糖耐量曲线下面积之比。利用血糖指数的概念对各类人群膳食进行指导具有重要实践意义。

(3) 糖是运动时的主要能量来源，运动前、运动中、运动后的合理补糖对提高运动表现，加快运动疲劳的恢复具有重要的作用。

思考题

1. 简述糖的分类及其食物来源。
2. 何为血糖指数？利用血糖指数概念指导膳食有何意义？
3. 糖的营养作用都有哪些？
4. 试分析合理补糖与运动能力的关系。

第二章

运动与脂类

本章提要 •···

    脂类是人体重要的营养物质,与机体健康及运动关系极为密切。肥胖是机体脂代谢紊乱的重要表现之一,心血管疾病又和胆固醇代谢异常有关,运动有助于改善机体脂质代谢。本章主要介绍脂类的概念、组成、分类及其生理功能,重点阐述脂类的营养价值和运动的关系。

第一节 | 脂 类

脂类又称脂质,包括脂肪(fat)和类脂(lipid)。脂肪占脂类的绝大多数(95%),类脂只占 5% 且常与脂肪同时存在。在营养学上较为重要的类脂有磷脂和胆固醇等。

一、脂肪

脂肪是人体内含量最多的脂类,由 1 分子甘油和 3 分子脂肪酸(fatty acid)通过酯键结合生成,故称甘油三酯。根据脂肪组成中脂肪酸的不同,脂肪具有不同的种类、结构特点和功能。

(一)脂肪酸

脂肪酸可以根据组成脂肪酸的碳链长短、碳链内是否含有双键、双键的构型以及人体是否可以自行合成进行分类。

1. 组成脂肪酸的碳链长短

按照组成脂肪酸的碳链长短可将脂肪酸分为短链、中链和长链脂肪酸。

一般将 2～6 个碳原子组成的脂肪酸称为短链脂肪酸,如丙酸(C3)、丁酸(C4)和己酸(C6);8～12 个碳原子组成的脂肪酸称为中链脂肪酸,如月桂酸(C12);14～26 个碳原子组成的脂肪酸称为长链脂肪酸,如软脂酸(C16)、硬脂酸(C18)、花生四烯酸(C20)等。

短链和中链脂肪酸可以直接进入血液被人体吸收,长链脂肪酸需要进入淋巴系统被人体吸收利用。人体血液和组织中的脂肪酸大多数是长链脂肪酸。

2. 碳链内是否含有双键

根据碳链内是否含有双键可将脂肪酸分为饱和脂肪酸(saturated fatty acid,SFA)和不饱和脂肪酸(unsaturated fatty acid,USFA)。

饱和脂肪酸不含有双键,如棕榈酸、硬脂酸等,常见于畜类食物。椰子油和棕榈油含有较多的饱和脂肪酸。不饱和脂肪酸含有一个或多个双键,含有一个双键的称为单不饱和脂肪酸(monounsaturated fatty acid,MUFA),以油酸为代表,常见于橄榄油和花生油中;含有 2 个或多个双键的不饱和脂肪酸称为多不饱和脂肪酸(polyunsaturated fatty acid,PUFA),以亚油酸和亚麻酸为代表,常见于植物油如葵花籽油、大豆油、玉米油等(表 2-1)。人体脂肪组织的脂肪酸都以软脂酸(棕榈酸)和油酸为主,牛和羊则是硬脂酸较多,油酸和亚油酸含量少。

表 2-1　常用油脂的脂肪酸组成(%)

名称	饱和脂肪酸		单不饱和脂肪酸	多不饱和脂肪酸	
	棕榈酸	硬脂酸	油酸	亚油酸	亚麻酸
大豆油	17.1	3.48	27.8	45.3	3.53
花生油	12.2	3.74	42.7	34.9	0.06
葵花籽油	6.07	5.33	25.5	60.3	0.09
玉米油	13.6	1.82	31.4	60	0.84
橄榄油	10.4	2.64	76.7	6.08	0.49
芝麻油	7.86	5.25	39.1	45.5	0.26
猪油	28.7	19.8	34.6	9.43	0.3
牛油	23.7	40.9	16.5	2.48	0.3
羊油	20.9	38.7	17.7	1.57	0.92
鸡油	27.4	6.43	41.4	15	0.53

资料来源:魏永生,郑敏燕,耿薇,等.常用动、植物食用油中脂肪酸组成的分析.食品科学,2012,33(16):188-193.

饱和脂肪酸能促进胆固醇的吸收,同时与胆固醇形成酯,易在动脉内沉积,发生动脉粥样硬化。单不饱和脂肪酸可降低血胆固醇、甘油三酯和低密度脂蛋白水平,降低冠心病的发病率,此作用与多不饱和脂肪酸相近。亚油酸可以降低低密度脂蛋白水平,但大量摄入亚油酸也会降低高密度脂蛋白的水平。而大量摄入油酸则无此情况的发生,油酸不具有多不饱和脂肪酸潜在的不良作用。

为了在膳食中降低饱和脂肪酸的比例,以单不饱和脂肪酸取代部分饱和脂肪酸更具有意义。

3. 双键的构型

根据不饱和脂肪酸中所含双键的构型可将脂肪酸分为顺式脂肪酸和反式脂肪酸。天然存在的不饱和脂肪酸多为顺式脂肪酸,可以被人体代谢利用。顺式脂肪酸经氢化或高温加热可以产生反式脂肪酸,常见的反式脂肪酸有氢化植物油、人造黄油等。

反式脂肪酸具有升高血清总胆固醇和低密度脂蛋白胆固醇水平,降低高密度脂蛋白胆固醇水平的作用,具有诱发动脉粥样硬化的危险。同时,反式脂肪酸可促进炎症反应,导致内皮功能障碍。世界卫生组织推荐反式脂肪酸的摄入量应低于总能量摄入的 1%,故要减少或不食用反式脂肪酸。

4. 人体是否可以自行合成

根据人体是否可以自行合成可将脂肪酸分为必需脂肪酸(essential fatty acid,EFA)和非必需脂肪酸(non-essential fatty acid)。必需脂肪酸指人体需要但人体无法自行合成,必须从外界食物中摄入的脂肪酸。人体的必需脂肪酸主要有亚油酸和 α-亚麻酸。花生四烯酸可以由亚油酸和 γ-亚麻酸转化而来,故称为半必需脂肪酸。必需脂肪酸中亚油酸为 ω-6 脂肪酸,主要来源于植物油如葵花籽油、玉米油、花生油等,α-亚麻酸为 ω-3 脂肪酸,主要来源于深海鱼和坚果等。

人体如果无法从食物中摄取必需脂肪酸将影响机体代谢,表现为细胞膜功能异常、出现湿疹样皮炎、皮肤角化不全、胆固醇转运受阻、创伤愈合不良、对疾病抵抗力减弱、心肌收缩力降低、血小板聚集能力增强、生长停滞等。

(二)脂肪的功能

1. 食物脂肪的功能

食物中的脂肪进入胃后停留的时间长,能产生饱腹感。此外,富含脂肪的食物能增加膳食的风味,促进食欲。

脂溶性维生素 A、维生素 D、维生素 E、维生素 K 和胡萝卜素等需要溶解在脂肪中才能被人体吸收。长期脂肪摄入不足容易导致脂溶性维生素缺乏,出现相应症状。脂肪刺激胆汁分泌,有助于脂溶性维生素的吸收利用。有的脂肪含有必需脂肪酸,保证人体正常生理功能。

2. 人体脂肪的功能

人体脂肪的主要作用是储存能量,脂肪组织是人体重要的脂库。脂肪不溶于水,相对糖而言,具有体积小、储能多的特点,人体储存脂肪比储存糖更为经济。

脂肪具有隔热保温作用,在低温环境下能防止散热,维持体温恒定,抵御寒冷。同时,脂肪能起到防震保护的作用,防止机体受到撞击,减少受伤。

脂肪组织不仅是脂肪储存库,也是重要的内分泌器官,能分泌多种激素和细胞因子,如瘦素、脂联素、肿瘤坏死因子-α、白细胞介素-6等,调控机体的能量平衡。

（三）脂肪的来源

无论是动物性食物还是植物食物都含有脂肪,只不过含量和种类各异(表2-2)。脂肪的动物性食物来源主要有动物油、肉类、骨髓和奶类,植物性食物来源主要有植物油、果仁和种子等。动物性食物来源的脂肪以饱和脂肪酸为主;植物性食物含单不饱和脂肪酸或多不饱和脂肪酸较高,但棕榈油、椰子油和可可例外,以饱和脂肪酸为主。蔬菜、水果和米面等的脂肪含量极少。

表 2-2　常见食物的脂肪含量(g/100 g 可食部)

食物名称	脂肪含量	食物名称	脂肪含量
猪肉(肥)	88.6	松子仁	70.6
猪肉(肥瘦)	37.0	核桃仁	58.8
羊肉(肥瘦)	14.1	葵花籽仁	53.4
牛肉(肥瘦)	13.4	南瓜子(炒)	46.1
鸡蛋	8.6	西瓜子(炒)	44.8
鸡肉	9.4	花生仁	44.3
带鱼	4.9	巧克力	40.1
全脂牛奶	4.6	芝麻	39.6

（四）脂肪的供给量

膳食中脂肪供给量受年龄、身体活动、气候、饮食习惯、经济条件等的影响,变动范围较大。中国营养学会建议成人每日膳食脂肪不超过 25 g,供给量占总热量的 20%～30%,不宜超过总热量的 30%。儿童及能量消耗多者(如耐力运动员、重体力劳动者)脂肪供给量可占总热量的 25%～30%,寒冷环境下脂肪供给量可适当增加。

除了脂肪的供给量,必需脂肪酸的热量应不少于总热量的 2%。另外,脂肪摄入中饱和、单不饱和、多不饱和脂肪酸的比例应为 1：1：1。单一食用一种油脂不能达到此比例，建议动物性和植物性多种油脂混合食用。

研究发现，目前人们摄入 ω-6 脂肪酸比例偏高，ω-3 脂肪酸比例偏低，ω-6：ω-3 脂肪酸的摄入比例接近 20：1。摄入过量的 ω-6 脂肪酸容易引起体内的炎性反应；摄入足够的 ω-3 脂肪酸则可以起到抗炎作用。因此，建议膳食中适当减少ω-6 脂肪酸的摄入、增加 ω-3 脂肪酸的含量，ω-6：ω-3 脂肪酸的摄入比例为（4～6）：1 较好，其中以油酸代替部分 ω-6 系列脂肪酸的摄取不失为一种良好措施。

二、类脂

营养学上比较重要的类脂有磷脂和胆固醇。

（一）磷脂

通常将含磷酸的脂类称磷脂，磷脂是除甘油三酯以外体内含量最多的脂类。磷脂中由甘油构成的磷脂称甘油磷脂，甘油磷脂是体内含量最多的磷脂，常见的有卵磷脂、脑磷脂、心磷脂等。脑磷脂和卵磷脂并存于各组织中，而神经组织内含量比较高。

磷脂是构成生物膜的重要组成成分，有利于维持细胞和细胞器的正常形态和功能。同时，磷脂还是乳化剂，有利于脂肪的吸收、转运和代谢。

所有的动物性食物都含有磷脂，尤其蛋黄、瘦肉、脑、肝和肾中的含量较高，卵黄、大豆、麦胚和花生中也含有丰富的磷脂。此外，机体自身也能合成所需要的磷脂。

（二）胆固醇

胆固醇又称胆甾醇，是一种含有环戊烷多氢菲的衍生物，是哺乳动物中主要的甾体类化合物，在基本的细胞生命活动中起到重要作用。

1. 胆固醇的来源

胆固醇是机体内主要的固醇类物质，广泛分布于全身各组织中，尤以脑和神经组织中含量丰富。

体内胆固醇的来源有两种途径，分别是内源性途径和外源性途径，以内源性途径为主。内源性为机体合成，成人每日可以合成胆固醇 1.0～1.5 g，肝脏合成胆固醇的能力最强，占体内胆固醇合成总量的 70%～80%；其次是小肠，合成量占体内胆固醇合成总量的 10%左右。外源性途径指通过食物的消化吸收，成人每日可以摄入 300～500 mg 的胆固醇。

胆固醇只存在于动物性食物中，主要来自动物内脏如肝、肾、小肠等，蛋黄中胆固醇的含量也较高，奶油及肉类也含有胆固醇（表 2-3）。

表 2-3　常见食物的胆固醇含量(g/100 g 可食部)

食物名称	胆固醇含量	食物名称	胆固醇含量
猪肉(肥)	109	猪脑	2 571
虾	193	猪肝	288
鸡蛋	648	鸡肉	106
带鱼	76	全脂牛奶	17
鸭肫	153	奶油	209

2. 影响胆固醇的吸收因素

影响胆固醇消化吸收的因素有很多,饱和脂肪酸具有促进胆固醇吸收的作用。高脂肪膳食具有促进胆汁分泌的作用,胆汁中的胆汁酸盐能促使胆固醇形成微粒,有助于胆固醇的吸收。

植物固醇存在于植物性食物中,如豆固醇、谷固醇等,其不仅本身吸收能力很差,而且还能抑制胆固醇的吸收。膳食中不能被人体利用的纤维素、果胶、琼脂等容易和胆汁酸盐结合形成复合物,妨碍微粒的形成,故能降低胆固醇的吸收。

3. 胆固醇的功能

胆固醇是细胞膜的重要结构成分,不仅关系到膜的通透性,还影响到膜的流动性。胆固醇还是血浆脂蛋白的组成成分,其中高密度脂蛋白具有逆向转运胆固醇的作用,可以降低体内胆固醇的堆积,改善血脂异常的状况。

胆固醇是人体内许多重要活性物质的前体,皮肤中的 7-脱氢胆固醇经紫外线照射可转变成维生素 D_3,促进钙磷的吸收。胆固醇在体内可以转变成各种肾上腺皮质激素,影响蛋白质、糖、脂类和水、盐的代谢。胆固醇还是性激素睾酮、雌二醇的前体,缺乏时影响生长发育和机体正常生理功能。

胆固醇在体内的主要代谢去路是生成胆汁酸。胆汁酸的生理功能主要是乳化脂类,帮助脂类的消化与吸收,缺乏时会引起脂溶性维生素缺乏病。

第二节　脂肪营养与运动

一、脂肪与运动

(一)脂肪供能的特点

正常情况下人体能量主要来源于糖代谢,人体总能量的 50%～60% 是由糖提供的;其次是脂肪,提供的能量占总能量的 25%～30%;蛋白质最少,提供的能量占总能量的 12%～15%。

与糖相比,脂肪能量密度高,但也存在耗氧量高、输出功率低的特点。同等质量的脂肪在体内储存的体积小于葡萄糖,产生的能量却大于葡萄糖(表 2-4)。1 g葡萄糖氧化产生 16.9 kJ(4 kcal)能量,1 g 脂肪在体内氧化可产生 37.7 kJ(9 kcal)能量,是葡萄糖的 2 倍多。这对于能量消耗较大的运动员来说,无疑是一种优良的能源物质。

表 2-4　脂肪与葡萄糖供能特点比较

葡萄糖(以糖原的形式)	脂肪
耗氧量少	耗氧量高
分解速度快	分解速度慢
输出功率高	输出功率低
储量少,所占体积较大	储量丰富,所占体积较小
产生能量少	产生能量多
长时间运动时可维持运动时间受糖原储量影响	长时间运动时可维持运动时间不受脂肪储量影响

(二)运动强度和运动时间

脂肪主要在长时间、中低强度运动时供能。低强度运动时,机体几乎完全由脂肪酸氧化供能。中等强度运动时糖和脂肪供能比例相等。在＞1 h 运动时,糖原面临耗竭,脂肪氧化供能逐渐增加成为主要的供能来源。低温环境下运动或训练,机体更倾向于利用脂肪分解供能。

在运动强度＜70% $VO_{2\,max}$,持续运动时间分别为 40 min、90 min、180 min、240 min 时,脂肪供能占总能耗的比例分别为 37%、37%、50%、62%,即运动时间越长脂肪供能比例越高。在 1～4 h 的中等强度运动中,在第 1 个小时,脂肪提供 50%的能量;在第 3 个小时,脂肪提供 70%的能量。

在一定强度范围内,大强度运动时总能耗加大。因此,在运动时间相同的条件下,消耗脂肪的总量并不少。例如,分别以 75% $VO_{2\,max}$ 和 25% $VO_{2\,max}$ 的运动强度运动相同的时间,脂肪的消耗量分别是 110 cal/(min · kg)和 70 cal/(min · kg),即在运动时间相同的情况下,运动强度较大时,脂肪的总消耗量也较大。

(三)运动中可利用的脂肪

运动时机体可利用的脂肪有:①脂肪组织储存的脂肪;②循环系统即血浆脂蛋

白含有的脂肪;③肌细胞中的脂肪。脂肪在体内储存量很大,正常健康男性体内脂肪的储存量可达到 20 kg,主要存在于脂肪组织内;肌肉中也可储存少量脂肪,储量为 200~300 g。而一个经过高度运动训练的运动员,体内脂肪含量很低,但其脂肪氧化释放的能量仍能超过其运动时所需要的全部能量。所以,从理论上讲脂肪的供能作用可以是无限量的。

运动时由于能量需求增加,人体内的脂肪得到不同程度的利用。具体表现为:①在低强度运动时(低于 55% $VO_{2\,max}$ 运动强度)主要是脂肪组织中的脂肪分解提供能量。②随着运动强度的增加,肌肉组织中的脂肪分解加速。中等强度运动时脂肪代谢最旺盛,脂肪组织和工作肌肉内的脂肪均分解供能。③当运动强度增加到 85% $VO_{2\,max}$ 时,脂肪供能转为由糖供能,无论是脂肪组织还是肌肉中的脂肪,其利用均下降;④运动时血浆脂蛋白中的甘油三酯也能参与氧化供能,但其氧化供能占总脂肪氧化的比例很小。

由此可见,运动时可利用的脂肪来源依运动强度而定:运动强度越低,脂肪组织中的脂肪利用程度越大;运动强度越高,动用肌细胞中的脂肪越多。

(四)脂肪的运动适应性

长期良好的有氧运动可以促进脂肪分解,改善身体成分,减少脂肪的堆积。通常耐力运动员体脂率比一般人明显要小,优秀男运动员体脂率为 5% 左右,女运动员体脂率为 10% 左右,说明有氧运动训练能提高机体氧化利用脂肪的能力。除了脂肪含量发生改变,运动还能促使白色脂肪组织向棕色脂肪组织转变,减少白色脂肪含量,提高机体能量的利用率。

除此之外,训练有素的运动员在运动强度更高时,仍能有效地利用肌肉中的脂肪供能。除了肌肉线粒体的数目、体积、酶活性及肌肉毛细血管的密度增加外,肌肉中的脂肪储备量也更多,有利于运动时更多地利用肌肉脂肪供能,出现运动训练适应。

运动能有效改善血脂异常,血脂异常指血液中的脂类代谢异常,容易导致动脉粥样硬化,是发生心血管疾病(如脑卒中、冠心病等)的重要诱因。有氧运动可以降低血浆甘油三酯的含量,提高对人体健康有益的高密度脂蛋白含量,降低对人体健康不利的低密度脂蛋白含量。通过改善血脂成分,运动在对心血管疾病的预防或治疗方面发挥重要作用。

二、运动人群的脂肪需求

(一)脂肪需求量

体内糖储备非常有限,最多也就 500 g 左右。与之不同的是,正常成年男性体脂率为 15%～20%,女性体脂率为 20%～28%,即使体脂率很低的运动员也有足够的脂肪。机体的糖储备仅能供马拉松运动员跑 95 min 左右,体内储存的脂肪量理论上可以供马拉松运动员跑 119 h。由此可见,脂肪组织是人体最大的储能库,能够满足长时间运动时的能量需求。因此,人体不需要额外补充脂肪来维持运动表现。

对于普通的运动人群来说,膳食中脂肪的供给量为总热量的 20%～30%。耐力性运动员可提高到 25%～35%;在严格的运动训练后,机体能量消耗大增,此时可以适当增加脂肪摄入量。例如,马拉松跑、越野滑雪和长距离游泳等,运动时间长、能量消耗大,加上水中运动机体散热较多、寒冷环境下御寒,应适当增加脂肪供给量,但也不宜超过总热量的 35%,动物性脂肪不宜超过总热量的 10%。因为过多脂肪摄入会导致糖和蛋白质的摄入减少,对运动无益。

对于控体重和增肌的人群来说,脂肪的摄入量宜控制在 20%,不建议脂肪的摄入量太低。因为,太低的脂肪无法保证机体有足够的必需脂肪酸和脂溶性维生素。同时,膳食中脂肪含量太低,无法让人产生饱腹感,反而容易使人产生饥饿感,从而导致暴饮暴食。此外,膳食中脂肪和胆固醇含量过低会影响睾酮合成,进而影响肌肉力量和疲劳恢复,不利于运动能力的发挥。

对于运动员来说,高脂肪膳食并不会提高运动表现。因为,食物中摄入过多脂肪会使体重增加,而且增加的主要是体脂,对于增加肌肉无益,反而阻碍运动能力的发挥。同时,过多地摄入脂肪会引起血脂异常。因此,运动人群要结合运动情况适量摄入脂肪。

(二)脂肪种类

在脂肪类物质的选择上,食物性来源的脂肪无论是动物性还是植物性食物都是不错的选择。植物油一般含不饱和脂肪酸较多,其中含必需脂肪酸的油脂营养价值较高,如花生油、葵花籽油、玉米油、深海鱼、果仁等。动物性脂肪含饱和脂肪酸较多,动植物性食物要合理搭配,鱼、禽、蛋、肉以新鲜为主。食物加工过程中少用煎炸方式,减少烹调过程中过多用油。不吃或少吃含反式脂肪酸的食物,如人造黄油、用氢化植物油加工的点心、过度加工的肉类等。

虽然有不少报道认为共轭亚油酸、中链脂肪酸、肉碱等对人体有益,包括对运动人群的运动表现带来积极作用,但仍缺乏强有力的证据加以证实。

本章小结

(1) 脂类包括脂肪和类脂,在营养学上较重要的类脂有磷脂和胆固醇。

(2) 脂肪酸的种类很多,按组成脂肪酸的碳链长度、碳链内是否含有双键、双键的构型及人体是否可以自行合成等进行分类。在不饱和脂肪酸中,亚麻酸和亚油酸对人体最为重要而又不能在体内合成,必须从食物中摄取,故称为必需脂肪酸。

(3) 胆固醇是重要的类脂之一,既来源于外界食物,体内也可以自行合成。胆固醇在体内发挥重要的生物学作用。

(4) 运动中脂肪的利用受运动强度和运动时间的影响。每日膳食脂肪占总热量的比例为 20%~30%,不宜超过总热量的 35%。

思考题

1. 脂肪酸分为哪几类? 营养作用有什么不同?

2. 胆固醇的主要营养作用是什么?

3. 简述运动中脂类的营养作用。

第三章

运动与蛋白质

本章提要 ●····································

　　蛋白质是生命的表现形式,人体的一切生命活动包括运动都离不开蛋白质,不同人群对蛋白质有不同需求。本章主要介绍蛋白质的组成、结构和营养作用,蛋白质的代谢特点和食物来源以及运动与蛋白质代谢之间的相互关系。

第一节 | 蛋白质概述

一、蛋白质的化学组成和结构单位

　　组成蛋白质的化学元素主要有碳、氢、氧、氮,其中氮是蛋白质中所特有的元素,在蛋白质中的含量比例大约为 16%。根据含氮量可以计算蛋白质的含量。

　　蛋白质的基本结构单位是氨基酸(amino acid),蛋白质就是由氨基酸组成的生物大分子。自然界中的氨基酸有 300 余种,但组成人体蛋白质的氨基酸仅有 20 种。其中 8 种人体不能合成,需要从外界摄入,为必需氨基酸(essential amino acid,EAA),分别是赖氨酸、苯丙氨酸、亮氨酸、异亮氨酸、苏氨酸、蛋氨酸、缬氨酸和色氨酸。对于儿童来讲,组氨酸也是一种必需氨基酸。其余 12 种能够在体内自行合成,或者可由其他氨基酸转变而来,可以不必由食物供给的氨基酸为非必需氨基酸(nonessential amino acid,NEAA)。在非必需氨基酸中,有些在特定条件下(如创伤)或特殊时期(如生长发育期)自身合成不足以满足需求,需要从外界摄入,这些氨基酸称为条件必需氨基酸(conditionally essential amino acid, CEAA),包括精氨酸、谷氨酰胺等。

需要注意的是,非必需氨基酸并不是机体不需要的氨基酸,而是不需要依赖外界食物摄入的氨基酸。非必需氨基酸和必需氨基酸一样,都是人体需要的,且在体内共同发挥重要作用。

二、氨基酸模式和限制氨基酸

必需氨基酸是人体不能合成必须从外界食物摄入的氨基酸,人体对食物蛋白质的需求,实际上就是对必需氨基酸的需求,通过食物补充获得人体不能合成的必需氨基酸。

一种食物中蛋白质所含的必需氨基酸如果种类齐全,数量充足,并且相互间的比例又接近人体蛋白质必需氨基酸相互间的比例关系,那么这种蛋白质就越容易被机体利用,营养价值也越高。这种必需氨基酸之间的构成比例关系称为必需氨基酸模式。

凡是氨基酸模式与人体需要越接近的食物,其必需氨基酸在体内的利用率就越高。食物蛋白质中一种或几种必需氨基酸含量相对较低,就会导致其他必需氨基酸在体内不能被充分利用,这些含量相对较低的氨基酸称为限制氨基酸。例如,谷类中的限制氨基酸是赖氨酸,豆类中的限制氨基酸是蛋氨酸。为了提高谷类蛋白质的生物价值,常常强化赖氨酸,弥补谷类中赖氨酸的不足。

三、食物蛋白质的分类

人体对食物蛋白质的需求就是对必需氨基酸的需求。营养学上根据食物所含必需氨基酸的种类、数量和比例将食物蛋白质分为以下 3 类。

(一) 完全蛋白质

完全蛋白质又称优质蛋白质。所含必需氨基酸种类齐全,数量充足,比例合适,氨基酸模式比较理想。完全蛋白质作为食物中唯一蛋白质来源时,不仅可以维持人体健康,还可以促进生长发育。鱼、禽、奶、蛋、肉中的蛋白质都属于完全蛋白质。

(二) 半完全蛋白质

这类蛋白质所含必需氨基酸虽然种类齐全,但其中某些氨基酸的数量不能满足人体的需要,氨基酸模式不佳。作为食物中唯一蛋白质来源时,它们可以维持生命,但不能促进生长发育。小麦中的麦胶蛋白便是半完全蛋白质。

（三）不完全蛋白质

这类蛋白质不能提供人体所需的全部必需氨基酸,或者说缺少一种或几种必需氨基酸。其作为食物中唯一蛋白质来源时,既不能促进生长发育,也不能维持生命。例如,肉皮中的胶原蛋白便是不完全蛋白质。

根据上述分类,人们在选择食物蛋白质的时候,应该以营养价值作为首选,不是以价格来衡量。因为,价格高的食物不一定蛋白质营养价值最优,价格低廉的食物蛋白质的营养价值不一定最差。例如,鸡蛋就是价格低廉但蛋白质营养价值较高的食物。

四、蛋白质的生物价

食物中必需氨基酸的种类、数量和比例决定了食物蛋白质的营养价值,也决定了食物蛋白质在人体内真正被利用的程度,称为生物价(biological value,BV)。蛋白质生物价越高,表明其被机体利用程度就越高,其营养价值也越高。一般动物蛋白质的生物价比植物蛋白质的生物价要高,从蛋白质的角度来讲,动物性食物的营养价值普遍高于植物性食物。常用食物蛋白质的生物价见表3-1。

表 3-1　常用食物蛋白质的生物价

食物	生物价	食物	生物价
鸡蛋	94	大米	77
牛奶	85	面粉	67
牛肉	76	小米	57
猪肉	74	玉米	60
鱼	76	大豆	57
虾	77	花生	59

不同食物蛋白质所含氨基酸的数量和比例不同,存在不同的限制氨基酸。如谷类的限制氨基酸是赖氨酸,豆类的限制氨基酸是蛋氨酸,当把不同食物搭配起来同时食用,可以取长补短,大大提高混合蛋白质的营养价值,称为蛋白质的互补作用。通常,将动物性食物和植物性食物相互搭配能起到很好的蛋白质互补作用,如谷类和肉类食物搭配就是不错的选择。

五、蛋白质的生理功能

（一）构建机体,维持人体组织的生长、更新和修复

蛋白质是细胞、组织和器官的主要组成材料,没有蛋白质,细胞结构不完整,无

法构建机体。体内细胞增殖以及组织的生长、更新和修复都需要蛋白质作为原料。衰老细胞降解,新的细胞合成都需要蛋白质。没有蛋白质的合成,儿童生长发育受到影响,组织修复受损。

（二）催化和代谢调节

新陈代谢是生命活动的基本特征,由众多化学反应构成,这些化学反应的进行都需要酶的催化作用。酶的本质是蛋白质,没有蛋白质的催化作用,这些化学反应无法进行,生命活动无法实现。

参与生物体代谢调节的许多激素属于蛋白质或多肽类物质,如胰岛素、生长激素等,它们可以保证机体正常生理功能。

（三）免疫保护

免疫系统是人体重要的防御系统,众多免疫细胞的构成需要蛋白质,抗体、补体和细胞因子属于蛋白质。当蛋白质缺乏时,参与免疫反应的各种酶、白细胞、细胞因子、补体和抗体的含量低,无法抵抗外来病毒和细菌的感染,免疫功能低下,容易生病。

（四）运动支持和物质转运

人体的运动系统包括骨骼和肌肉,骨骼和肌肉中有大量的蛋白质,从而使得骨骼具有支撑作用、肌肉具有收缩和舒张作用。

体内许多小分子物质的转运和储存可由特殊的蛋白质完成。例如,血红蛋白结合 O_2 和 CO_2,血浆白蛋白结合游离脂肪酸、睾酮等从而起到运输作用,细胞膜上的转运蛋白可将物质由细胞外转运入细胞内。

（五）氧化供能

蛋白质可以氧化供能,1 g 蛋白质可产生 16.7MJ（4 kcal）热量。通常,机体的供能作用主要由糖和脂肪来行使,蛋白质不是机体的主要供能物质。但在长期饥饿时蛋白质的供能作用会加强。长时间大强度运动尤其是糖大量消耗的情况下,蛋白质可参与供能。

六、氮平衡

蛋白质每日都在不断地分解与合成,保证正常生命活动的进行。氮是蛋白质含有的特有元素,含氮量的变化可以反映蛋白质代谢的变化。

氮平衡指在一定时间内,机体摄入氮和排出氮之间的变化。摄入的氮主要由食物提供,排出的氮是蛋白质在体内分解代谢所产生的含氮物质,主要由尿液和粪便排出。氮平衡可以反映机体蛋白质合成与分解之间的关系。

氮平衡有以下 3 种情况。

（一）总氮平衡

总氮平衡（total nitrogen balance）指摄入的氮量与排出的氮量相等，表示人体内蛋白质的合成与分解处于平衡状态。健康成人就属于这种情况。

（二）正氮平衡

正氮平衡（positive nitrogen balance）指摄入氮量大于排出氮量，表明体内蛋白质的合成量大于分解量。生长发育期的儿童青少年、孕妇和创伤恢复期患者等都属于这种情况，机体对于蛋白质的需求较高，用于身体的发育、胎儿的生长和组织的修复。

（三）负氮平衡

负氮平衡（negative nitrogen balance）指摄入氮量小于排出氮量，表明蛋白质的合成量小于分解量。慢性消耗性疾病、创伤、饥饿、衰老、应激等情况下，机体蛋白质分解加强，此时蛋白质的摄入不能满足消耗，肌肉蛋白质被降解。

七、蛋白质的摄入

（一）蛋白质的摄入量

不同于脂肪和糖原，蛋白质在体内的储存量很少，每日处于分解和合成的动态平衡中。蛋白质每日有 3% 左右需要更新，部分来自体内蛋白质分解后重新合成，部分需要从食物中获取。因此，每日必须供给一定量的蛋白质，才能满足机体需要。供给量不足会造成蛋白质缺乏；供给过高，体内多余的蛋白质会被降解，产生的尿素需要排出体外，不但浪费蛋白质，而且增加肝脏和肾脏的负荷。因此，在摄入蛋白质时，要根据蛋白质的代谢特点，遵循氮平衡原则。

成人蛋白质的供给量占一日膳食总能量的 10%～15%，儿童青少年为 12%～14%。18 岁以上成人包括老年人，每日蛋白质的推荐摄入量为 55～65 g。特殊人群或特殊情况下蛋白质的摄入需要做相应调整。

（二）蛋白质的食物来源

在蛋白质食物中，动物性蛋白质最好，在人体内利用率高，如肉类、蛋类、奶类、鱼类等，是食物中优质蛋白质的主要来源（表 3-2）。除大豆外，植物性蛋白质利用率较低，如谷类。因此，应注意膳食中动物性食物、豆类与植物性食物的搭配，使不同食物中不同的蛋白质可以互相补充，以提高蛋白质的利用价值。

表 3-2 常见食物蛋白质的含量(g/100 g 可食部)

食物	含量	食物	含量
鸡肉	21.5	大豆	34.2
猪肝	21.3	花生	26.2
对虾	20.6	杏仁	24.9
牛肉(瘦)	20.2	豌豆	24.6
猪心	19.1	绿豆	23.8
带鱼	18.1	核桃	15.4
羊肉(瘦)	17.3	面粉	9.9
猪肉(瘦)	16.7	小米	9.7
鸭	16.5	大米	8.5
猪肾	15.5	玉米	8.5
鸡蛋	12.3	菠菜	2.0
牛奶	3.3	苹果	0.4

第二节 蛋白质与运动

蛋白质不断在机体内分解和重新合成,以补充机体的消耗。运动时人体的代谢速率加快,表现出的运动能力与蛋白质代谢所起的作用关系密切。运动时蛋白质的代谢加强,需要量也增加。不同的运动项目和不同的机能水平对蛋白质的需求各异,因此蛋白质的补充形式和补充方法也不尽相同。

一、运动与蛋白质的代谢

(一)运动时蛋白质代谢的特点

短时间激烈运动对蛋白质代谢的影响相对较小,蛋白质基本上不参与供能。长时间大强度运动时,肌糖原被大量消耗,蛋白质分解速率超过合成速率,存在蛋白质净降解的现象;氨基酸的氧化速率加快,主要作用是直接氧化,参与供能;同时,糖异生作用加强,以维持运动中血糖水平。长时间运动时氨基酸代谢总量远超过机体游离氨基酸的库存总量,从而引起组织蛋白质释放或者转换提供。因此,短时间激烈运动机体蛋白质的供能作用不大,长时间耐力运动时表现为整体蛋白质分解代谢加强。

另外,运动员在进行剧烈运动训练的初期或高强度训练时,由于对训练方式及运动强度还不能完全适应,机体处于高应激状态,从而会使得机体蛋白质分解代谢加强,红细胞破坏增加,产生运动性蛋白尿,尿素氮含量增加等。当对运动训练产生适应后,上述现象会消失。

(二)运动后蛋白质代谢的特点

运动后蛋白质代谢总体表现为合成代谢增强,但训练类型和机能状态不同,运动后蛋白质的代谢特点也存在很大不同。

1. 训练类型

(1)力量训练:力量训练刺激机械生长因子,激活与蛋白质合成有关的信号通路,细胞以游离氨基酸作为原料促使肌肉蛋白质合成增加,尤其是收缩蛋白总量增加,使得受训练的肌肉体积增大,肌纤维增粗,力量增长。成人肌纤维最大横截面面积是 75 000 μm^2,举重运动员可以达到 90 000 μm^2。同时,肌纤维周围的结缔组织、肌腱、韧带组织数量和力量也相应增长,共同作用增加肌力。

(2)耐力训练:耐力训练后蛋白质合成增加主要用于使骨骼肌线粒体的数目增多,体积增大,线粒体蛋白质量和组成酶活性提高。耐力训练后肌肉中氧化支链氨基酸的酶活性增强,代谢利用支链氨基酸供能能力提高。同时,血红蛋白和肌红蛋白合成加速,使机体运输氧和肌肉储存氧的能力提高。耐力训练使机体与糖异生有关的酶活性提高,促进有氧代谢能力的改善。

2. 机能状态

无论是力量训练还是耐力训练,运动后疲劳的消除有赖于促合成激素如胰岛素、睾酮、生长激素的产生和释放,中枢疲劳的恢复离不开氨基酸类神经递质如5-羟色胺、γ-氨基丁酸、谷氨酸等的作用。

过度训练时体重往往会减轻,这和机体蛋白质的持续分解有关。同时,过度训练会使免疫功能下降,谷氨酰胺的消耗量增加,运动员更容易出现上呼吸道感染和受伤,健康状况不理想,运动表现差。

运动员若出现运动损伤,早期机体蛋白质消耗增加,表现为负氮平衡;后期机体以恢复为主,蛋白质的合成加速,表现为正氮平衡。

二、运动人群蛋白质的需要量

运动人群每日蛋白质的需要量存在很大差异,受训练类型、运动负荷状态、年龄、营养状态和环境等多种因素影响。总体来讲,其受训练因素和非训练因素的影响。

（一）训练因素

力量训练时,运动人群蛋白质需求量要比普通人群多。力量项目运动员在轻量级训练时每日需要蛋白质 1.0~1.6 g/kg,在高负荷训练时需要 1.8 g/kg 甚至更高。耐力项目运动人群在能量和糖摄入充足时,每日蛋白质需要量为 1.0~1.8 g/kg。训练水平越高,需要量增加越多。

在大负荷训练初期,机体蛋白质分解加强,需要量超过大负荷训练中、后期,训练适应后蛋白质的需要量相应减少。也有研究认为,不单在训练初期,在整个大负荷训练阶段蛋白质日供给量都应保持在 1.6 g/kg。

在高温或高原环境下运动时,机体处于应激状态下,从而导致蛋白质的分解加快,汗氮的丢失可占氮排出总量的 10%~14%,使蛋白质需要量增加。

（二）非训练因素

控体重时机体蛋白质大量消耗,蛋白质的需要量可提高到占总能量的 18%。生长发育期的儿童青少年蛋白质的需求高于同龄人,除了满足运动训练的需要,还要满足生长发育的需要,蛋白质的需要量可以达到 2.0 g/(kg·d)。

当机体糖储备减少时,蛋白质的需要量相应增加。素食运动员蛋白质的需要量在推荐摄入量的基础上还要增加 10%。

按照运动时机体对不同素质的要求,表 3-3 为不同体重运动员在不同训练类型下每日蛋白质需要量简易评价表。

表 3-3　不同体重运动员在不同训练类型下每日蛋白质需要量简易评价表

体重(kg)	力量为主(g)	速度为主(g)	耐力为主(g)
40	80	68	56
50	100	85	70
60	120	102	84
70	140	119	98
80	160	136	112
90	180	153	126
100	200	170	140
110	220	187	154
120	240	204	168

资料来源:冯美云.运动生物化学.北京:人民体育出版社,1999.

注:以力量为主的运动员的蛋白质需要量为 2.0 g/(kg·d),以速度为主的运动员的蛋白质需要量为 1.7 g/(kg·d),以耐力为主的运动员的蛋白质需要量为 1.4 g/(kg·d)。

三、运动人群蛋白质的补充

受训练状态、运动类型、运动强度、营养状况、年龄、身体状况等多种因素的影响,运动人群蛋白质补充时要充分考虑上述因素,根据身体的需求做相应调整。

（一）不同运动项目蛋白质的补充

有研究报道,我国体操运动员蛋白质的需要量为 1.8 g/(kg·d)以上,其中 2/3 的蛋白质为优质蛋白质,所供食物中蛋白质供能占总能量的 12%～14%；篮球、排球运动员补充蛋白质为 1.8 g/(kg·d)；而足球运动员比篮球、排球运动员的运动强度大,运动时间长,蛋白质需要量相对要高,约 2.4 g/(kg·d)。投掷、举重、摔跤等对集中用力要高、反应速度要快及爆发力要强的项目,对神经系统的调节活动要求较高,在蛋白质补充时相对要多,且质量要好。

（二）儿童青少年运动员蛋白质的补充

儿童青少年新陈代谢旺盛,加上经常训练,蛋白质的需要量明显增加,按千克体重计算约为成人的 1.5 倍,不同年龄阶段蛋白质的补充量也不同。有报道,9～10 岁的体操运动员蛋白质需要量约为 1.8 g/(kg·d)（每日 70～90 g）。12 岁的篮球运动员蛋白质需要量为 2.0～2.4 g/(kg·d)（每日总蛋白质量 90～110 g）,占总热量的 13% 左右。

（三）蛋白质的补充形式

食物来源的蛋白质以含必需氨基酸数量充足、比例合适的优质蛋白（即完全蛋白质）如鸡蛋、牛奶、肉类、鱼虾、豆类等为主,至少占总蛋白质摄入的 1/3。同时,充分发挥蛋白质互补作用,动物性和植物性蛋白质同时食用,取长补短。尤其是素食运动员,其动物性食物来源的蛋白质受限,更要注意多种植物性食物混合食用,发挥多种蛋白质的营养价值。

蛋白粉是常见的蛋白类营养补剂,种类很多,其中乳清蛋白含支链氨基酸较多,尤其以亮氨酸的含量较丰富,生物价达到 100,能有效地抑制蛋白质分解,同时促进蛋白质合成。蛋白质分次补充效果好于一次大量补充,此外,睡前补充蛋白质有助于减少睡眠期间蛋白质的消耗,这也可以作为一种选择。

（四）蛋白质的补充时间

运动后早期,肌肉的分解代谢仍然持续。这时,要采取措施尽量使肌肉代谢由分解转换到合成期,胰岛素是调控的关键枢纽。运动后即刻或 45 min 内补充高血糖指数的糖结合蛋白质的效果对肌糖原或机体蛋白质的合成效果都好于运动后 2 h 补充，也好于单独补充糖或蛋白质。其中糖与蛋白质的比例为 4∶1 的效果较好。这样做的好处是既有利于减少肌肉损伤，又有助于蛋白质合成的最优化。

接下来训练后的 4 h 属于机体蛋白质合成的快速期，之后的 16～18 h 为蛋白质合成的维持期，足量蛋白质的摄入有助于持续保持正氮平衡，促进蛋白质合成。

（五）肽和氨基酸的补充

除了直接以蛋白质的形式补充外，氨基酸和多肽物质也是重要的补充形式，能发挥蛋白质所不具有的特殊营养作用。

肽比蛋白质分解出来的游离氨基酸消化得更快、吸收得更多，表明肽的生物价和营养价值不比游离氨基酸低。许多活性肽的组成氨基酸并不一定是必需氨基酸，这就可以充分利用那些原本认为生物价不高的蛋白质。例如，玉米肽、大豆肽等具有提高免疫力、促进损伤肌肉修复等作用。

氨基酸的特点是不需要消化可以直接被吸收，不同的氨基酸发挥不同的生理功能。运动实践中经常使用的氨基酸主要有支链氨基酸、谷氨酰胺、精氨酸、磷脂酰丝氨酸等。其中，支链氨基酸具有抑制或减少蛋白质分解及促进蛋白质合成的作用，对长时间大强度运动时的疲劳具有保护作用。磷脂酰丝氨酸能影响皮质醇的释放，对中枢疲劳具有调节作用。谷氨酰胺和精氨酸维护机体免疫系统的功能，对损伤修复具有帮助。

（六）补充蛋白质的注意事项

（1）补充蛋白质的前提是要充分保证能量的摄入充足，否则蛋白质将会作为能源物质被分解，起不到蛋白质应有的作用。即使摄入高剂量的蛋白质，也会被浪费，能量充足尤其是糖的摄入充足能起到节约蛋白质的作用。

（2）蛋白质的补充不是多多益善，多余的蛋白质在机体不会储存，只会转化为脂肪或被分解代谢，产生的氨需要生成尿素排出体外，增加肝脏和肾脏的负荷及体液的流失。

（3）充分发挥蛋白互补作用，提高多种食物蛋白质的生物利用率。

（4）蛋白质分次补充的效果好于一次性大量补充。

本章小结

（1）蛋白质是由氨基酸组成的生物大分子。组成蛋白质的氨基酸分为必需氨基酸和非必需氨基酸。其中，必需氨基酸是人体自身不能合成，需要从外界食物摄取的一类氨基酸，共有 8 种。

（2）营养学上根据食物蛋白质所含必需氨基酸的种类、数量和比例将食物蛋白质分为 3 类：完全蛋白、半完全蛋白和非完全蛋白，其中完全蛋白属于优质蛋白。

（3）在正常情况下，机体的蛋白质摄入量和排出量处于动态平衡状态，称为氮平衡。

（4）运动可引起蛋白质代谢的变化。不同项目、不同负荷运动对蛋白质的需求各不相同。所以，在补充蛋白质时，应根据不同的运动项目特征、运动强度和运动持续时间来进行补充。

思考题

1. 何谓必需氨基酸和非必需氨基酸？
2. 什么是氮平衡？有何实际应用？
3. 简述蛋白质的食物来源和分类。
4. 简述运动对蛋白质代谢的影响。
5. 试分析蛋白质对人体运动能力的影响。

第四章

运动与水和电解质

本章提要 ●∙∙

　　水是人类赖以生存的基本物质,是机体重要的营养素之一,在机体发挥多种作用。作为体液的重要组成,水和电解质共同调节人体内环境的稳定,维持人体正常生理功能。本章主要介绍水和电解质的代谢和作用,运动中水和电解质代谢的特点及如何科学补液。

第一节 | 水 和 电 解 质

　　水作为人体含量最多的物质,广泛分布于细胞内和细胞外。分布于细胞内的水为细胞内液(intracellular fluid),约占体重的40%;分布于细胞外的水为细胞外液(extracellular fluid),如血浆、组织液、唾液、关节液、消化液等,约占体重的20%。细胞外液构成了体内细胞生活的液体环境,即人体的内环境。体内有一系列调控机制维持内环境稳态,保证机体的正常生理功能。

一、水

　　水是生命之源。水虽然不能够为人体提供能量,但水是人体的组成成分,参与人体的生理活动,是人体重要的营养素。

（一）水的分布

机体所有组织部位都有水，但不同组织器官含水量不同。代谢活跃的组织含水量较高，如肾、心、肺、脾、肌肉等；不很活跃或比较稳定的组织含水量相对较低，如脂肪和骨骼（表4-1）。在不同组织部位，水的存在形式也不一样，血液中是游离水，内脏组织中除了含有游离水外还含有结合水。

表4-1 各组织器官的含水量（以质量百分数计）

组织器官	含水量	组织器官	含水量
血液	83.0	脑	74.8
肾	82.7	肠	74.5
心	79.2	皮肤	72.0
肺	79.0	肝	68.3
脾	75.8	骨骼	22.0
肌肉	75.6	脂肪	10.0

年龄、性别和身体成分也是影响含水量的重要因素。体内脂肪含量越多则含水量越少，肥胖者体内含水量低于非肥胖者。女性体内脂肪较多，故女性水的含量低于男性。年龄越小，水占体重的比例越大，随着年龄增加，肌肉组织含量减少，水占体重的比例也降低（表4-2）。

表4-2 人体水的含量（占体重的百分比）

年龄	男性含水量	女性含水量
新生儿	80%	80%
婴幼儿	70%	70%
成人	60%	50%
老年人	51.5%	45.5%

（二）水的功能

1. 促进物质代谢

水是良好的溶剂，机体所需要的营养成分需要溶解在水中才能很好地吸收和利用，代谢废物也要通过水的运输最终排出体外。水能加速体内一系列生化反应的进行。有些反应需要水作为底物，没有水则化学反应很难进行。

2. 调节体温

水的比热大，1 g水从15 ℃升至16 ℃时需要4.2 J热量，比同量固体或其他液体所需要的热量多,因而水能吸收较多热量而自身具有较小的温度变化。水的蒸发热大,1 g 水在 37 ℃条件下完全蒸发时吸收 2.4 kJ 的热量,蒸发少量的水分就能带走大量的热。水的流动性大,能将热量迅速分布于全身。因为水的这些特性,所以水是良好的体温调节剂,使机体不至于因内外环境温度的改变而出现明显波动。

3. 维持组织的形态和功能

体内的水除了以自由水的形式分布在体液中,还有相当一部分水与多糖、蛋白质、磷脂等结合,以结合水的形式参与构成细胞原生质的特殊形态,保证一些组织具有独特的生理功能。例如,心肌含有结合水,因此心肌具有一定的坚实的形态,以保证心脏能有力地收缩和舒张。

4. 其他作用

关节液、房水中的水具有润滑作用,有助于关节和眼球运动,减少摩擦。唾液、食管与胃肠道保持湿润有助于食物的吞咽和蠕动。内耳的听波传导也有赖于水。另外,水具有不可压缩性,水在关节、眼球、脊髓等部位起到维持压力,缓冲和防震保护的作用。

(三) 水平衡

1. 水的摄入

水的摄入主要有液体的水、食物和代谢水 3 个方面(表 4-3)。

表 4-3　成人每日水的摄入和排出

水的摄入	量(mL/d)	水的排出	量(mL/d)
液体的水	1 200～1 500	呼吸	350
食物	700～1 000	皮肤(非显性)	350～500
代谢水	300～350	肾脏	1 000～1 500
		粪便	100～150
		肠道	100～200
合计	2 500～2 800	合计	2 500～2 800

(1) 液体的水:人体摄入的液体包括饮用水和饮料,正常情况下每日摄入量为 1 200～1 500 mL。受气候条件、身体活动强度和生理状况的影响,饮用水量会有所变化,通常高温、身体活动量大、出汗率高的情况下饮水量会增加,运动和热应激会使水的摄入量增加 5～6 倍甚至 6 倍以上。

(2) 食物:是人体摄入水的第二大途径。受食物成分和烹调方法影响,水的含量也不同。蔬菜、水果、流质类食物含水量较高,固体类食物含水量相对要低,食用油和白糖等水分含量非常低。成人每日从食物中获得的水分为 700～1 000 mL。

（3）代谢水:体内糖、脂肪和蛋白质完全氧化后生成的水称为代谢水（metabolic water）,每日为 300～350 mL,可为久坐成人提供每日所需水量的14%。经计算 100 g 的糖、蛋白质和脂肪氧化分解后分别产生 55 mL、41 mL 和107 mL 的代谢水,100 kcal 热量的产生伴有 10 mL 水的产生。糖原在体内储存时,1 g 糖原会结合 2.7 g 的水,当糖原分解时这部分的水会释放出来作为代谢水。

2. 水的排出

人体水的排出主要通过呼吸、皮肤、肾脏、粪便和肠道等途径（表 4-3）。

（1）呼吸:正常情况下,通过呼吸道人体每日排出水分约 350 mL。受气候条件、运动等因素影响,呼吸道的水分丢失量会波动。剧烈运动时呼吸道每分钟水的丢失达到 2～5 mL,低温、干燥或高纬度情况下呼吸道水的丢失更多。

（2）皮肤:皮肤水的排出有非显性出汗和显性出汗两种方式。正常情况下,每日皮肤蒸发的水分为 350～500 mL,为非显性出汗,也称隐性出汗。此时主要排出的是水,无机盐含量很少。显性出汗指通过皮肤汗腺丢失的水,随汗液排出的除了水外,还有无机盐,汗液是一种低渗性溶液。高温、运动、情绪紧张或激动时出汗量会增加,尤其热环境中运动时出汗量会成倍增加。

（3）肾脏:正常情况下每日通过肾脏形成尿液排出的水量在 1 000～1 500 mL,是水分排出的主要途径。尿液的多少和摄水量有关,多饮水多排出,少饮水则少排出。另外,当机体失水时,肾脏形成尿液减少,使水保留在体内,防止循环功能衰竭。当体内水过多时,机体通过增加排尿来减少体内水量。

（4）粪便和肠道:每日由粪便排出的水分为 100～150 mL,肠道排泄物会带走100～200 mL 的水。如遇腹泻或呕吐,这部分的水丢失会大幅增加。

3. 水平衡

水平衡（water balance）指人体水的摄入与排出之间的动态平衡,成人每日水的摄入与排出保持在 2 500～2 800 mL（表 4-3）。正常情况下体内水的平衡受到严格调控,当水的摄入超过水的排出时容易出现水过多,反之则易出现水缺乏,导致脱水。

如何判断机体水平衡呢?最简单的方法就是通过体重和尿液的变化来判断。

当失水量达到体重的 2% 就可以判断为轻度脱水,失水量达到体重的 4% 为中度脱水,6% 及以上为重度脱水。

通过监控尿液的颜色和气味来评价人体水平衡情况。尿液如果呈现浅黄或稻草色,表明水合状态良好。当尿液颜色逐渐加深,尤其气味加重时表明机体脱水加剧。运动人体需通过补水使其尿液达到正常水合状态。当因为食物、摄入维生素或运动营养品而出现较深的颜色或较重的刺激性气味时,不能用尿液颜色和气味判断人体水合情况。

（四）饮水建议

饮用水包括矿泉水、纯净水和自来水。白开水指烧开后的自来水,放凉之后称为凉白开。饮料在我国主要指乙醇含量不超过 0.5% 的软饮料,如茶水、咖啡、含糖或含乳饮料等。

《中国居民膳食指南（2022）》建议,居民每日要足量饮水,少量多次。低身体活动水平的成年男性每日宜饮水 1 700 mL,成年女性每日宜饮水 1 500 mL。推荐喝白水或茶水,少喝或不喝含糖饮料,不用饮料代替白水。

有研究发现,含糖饮料的大量消费是导致人们肥胖和龋齿的重要诱因,尤其儿童青少年要从小养成良好的饮水习惯,其对于预防慢性疾病的发生具有重要意义。

二、电解质

体液（body fluid）由水和溶解在水中的无机盐和有机物组成,其中水是体液的主要成分,溶解于其中的无机盐、蛋白质和有机酸属于电解质,而葡萄糖和尿素等为非电解质。

（一）电解质的组成及分布

电解质是体液中带有正电荷的阳离子或带有负电荷的阴离子,体液不同电解质的组成也不同,细胞外液和细胞内液电解质成分有明显的差异。细胞外液中主要的阳离子是 Na^+,主要阴离子是 Cl^- 和 HCO_3^-;细胞内液中主要的阳离子是 K^+,主要阴离子是 HPO_4^{2-} 和有机酸根（表 4-4）。各系统中阴离子和阳离子总数相同,以此保持电荷平衡,维持体液的电中性。

表 4-4　体液中的电解质含量

电解质		血浆中的含量（mmol/L）	组织间液中的含量（mmol/L）	细胞内液中的含量（mmol/L）
阳离子	Na^+	145	139	10
	K^+	4.5	4.0	158
	Ca^{2+}	2.5	2.5	3
	Mg^{2+}	0.8	0.5	15.5

（续表）

电解质		血浆中的含量 （mmol/L）	组织间液中的含量 （mmol/L）	细胞内液中的含量 （mmol/L）
阴离子	HCO_3^-	27	25	10
	Cl^-	103	112	1
	HPO_4^{2-}	1	1	12
	SO_4^{2-}	0.5	0.5	20
	有机酸根	5	6	16
	蛋白质	2.25	0.25	9.5

资料来源：黄诒森.生物化学.北京:人民卫生出版社,2002.

（二）电解质的生理功能

电解质具有维持细胞内外渗透压与水平衡、维持体液酸碱平衡、维持神经-肌肉的兴奋性等作用。

1. 维持细胞内外渗透压与水平衡

人体内的渗透压主要受到 Na^+、K^+、Cl^-、HPO_4^{2-} 的影响。上述离子中 Na^+ 与 Cl^- 主要维持细胞外的渗透压，K^+ 主要维持细胞内的渗透压。

离子在细胞内外转移时，引起渗透压的改变。溶液渗透压越高，对水的吸引力越大；渗透压越低，对水的吸引力越小，由此引起水平衡的变化。

2. 维持体液的酸碱平衡

人体内的细胞、组织需要适宜的酸碱环境才能发挥正常的生理功能。人体的酸碱度为 7.35～7.45，电解质所组成的血液缓冲系统调节体内的酸碱平衡。其中，$NaHCO_3$ 和 H_2CO_3 是血浆缓冲系统中最重要的缓冲对。

3. 维持神经-肌肉的兴奋性

神经-肌肉兴奋性需要电解质维持一定的比例才能实现。当 Na^+ 和 K^+ 浓度增高时，神经肌肉的应激性升高；当血 K^+ 浓度过低时，神经肌肉应激性降低，可出现肌肉软弱无力甚至麻痹。而 Ca^{2+}、Mg^{2+}、H^+ 浓度增高时，神经肌肉应激性降低；当血 Ca^{2+} 过低时，神经肌肉的应激性增高，常出现手足抽搐。

第二节 运动时的体液平衡与补液

正常情况下，体内水和电解质处于相对恒定状态。运动时机体水和电解质代谢过程加快,对运动能力产生不同程度影响。

一、运动时水和电解质代谢的特点

(一)运动时水代谢的特点

1. 出汗率大,出汗量高

运动强度是影响出汗率的主要因素,运动强度越大,出汗率越高。出汗率也与运动持续时间、环境的温度和湿度、热辐射强度、运动员的适应程度等因素有关。环境的温度、湿度和热辐射强度越大,出汗率越高,出汗量则越大。

2. 尿量减少

高强度、大运动量的训练,特别是在高温高湿环境下的训练,会使身体大量出汗,导致机体失水量增多,血浆容量减少,血浆渗透压增加,刺激垂体后叶释放抗利尿激素,使得尿量减少。

3. 呼吸失水量增加

运动时细胞的物质代谢速率加快,对氧的需求量和二氧化碳的排出量都增大,因此呼吸频率加快、幅度加深,使得从呼吸道丢失的水量增加,可达到平时的10~20倍。

4. 代谢水产生增多

为了满足运动时的能量需要,组织细胞的代谢过程加快,糖、脂肪和蛋白质分解代谢产生的代谢水的量也增多,糖原分解释放结合的水量也增加。

(二)运动时电解质代谢的特点

运动时身体大量出汗,除了水分的丢失外,还有一部分电解质的流失。

汗液是低渗性液体,其渗透压为170~220 mOsm/L,低于体液的渗透压(300 mOsm/L)。除了水以外还有Na^+、Cl^-、K^+、Ca^{2+}、Mg^{2+}等电解质(表4-5)。汗液分泌早期,汗腺导管对汗液中的无机盐进行重吸收,汗液中的电解质浓度比较低。当汗液持续产生尤其是大量生成的时候,汗腺导管来不及重吸收,汗液中电解质的浓度会显著增加。如果汗液丢失过多,电解质随之流失过多,就容易加重水盐代谢失衡。

表 4-5　人体体液和汗液中主要成分渗透压(mOsm/L)

成分	体液渗透压	汗液渗透压
Na^+	3 220	1 080.0
K^+	1 603	36.0
Ca^{2+}	100	29.0
Mg^{2+}	20	3.2

（续表）

成分	体液渗透压	汗液渗透压
Cl⁻	3 690	1 064.0
葡萄糖	800	70

二、运动对体液平衡的影响

运动时机体产热增加，尤其大强度运动时机体产热可比安静时增加 10～15 倍，导致体温升高。为了维持体温恒定，机体散热增加，出汗蒸发是运动时机体常见的散热方式，尤其是在高温环境下剧烈运动时。出汗引起水分和无机盐的丢失，如果不及时补液，将影响机体水和电解质的代谢，继而影响运动能力，甚至影响身体健康。

（一）影响运动时体液平衡的因素

受运动强度、运动时间、环境温度、气候条件的影响，运动时水和电解质代谢呈现差异性。

1. 运动强度和时间

人每日出汗约 0.5 L，短时间剧烈运动时，由于运动时间比较短，体内水和电解质丢失的总量并不高。长时间运动时，代谢产热引起热蓄积，为了维持体温恒定，出汗是调节体温的重要方式。高强度、大运动量训练时运动员的出汗率高，出汗量可以达到 2～7 L，甚至高于长时间运动时的出汗量。例如，跑步 1 h 的出汗量是安静时的 2～3 倍，踢 90 min 足球的出汗量是安静时的 4～10 倍，由此可导致水和电解质的大量丢失。

2. 温度

低温环境下运动时机体从呼吸道、皮肤和尿液失水增多，电解质流失相对较少。高温、高湿环境下运动，出汗量大幅增加，水和电解质的丢失量相当可观。如在 25～35 ℃下进行 4 h 长跑训练，平均出汗量可达 4.5 L。而在 37.9 ℃、相对湿度 80%～100% 的环境下踢 70 min 足球，出汗量就高达 6.4 L，超过马拉松运动员的平均出汗量（5 L）。

（二）运动性脱水

运动性脱水指人们由于运动而引起体内水分和电解质丢失过多的现象。运动性脱水会加重心脏负荷，肌肉收缩时产生的热散发不出去从而在体内蓄积，使体温升高。脱水会导致肌肉所需要的氧气和营养物质供应不足，机体代谢的废物排泄受阻。

1. 运动性脱水发生的原因

运动性脱水常发生于以下几种情况：

（1）高温、高湿环境下进行大负荷或长时间运动时，人体大量出汗而未及时补液。

（2）低温环境下运动，如冰雪运动项目中人体虽然无大量出汗，但从呼吸道呼出的水分和从皮肤蒸发的非显性出汗也较多。加上寒冷导致交感-肾上腺系统兴奋，尿液增多，也可能造成脱水。

（3）在按体重级别进行比赛的项目，如摔跤、举重、柔道等，运动员为参加低体重级别的比赛而采取快速减体重措施，可造成机体脱水。

（4）在健美比赛中运动员为了使肌肉线条清晰，往往赛前进行脱水。

2. 运动性脱水的种类

按照脱水后细胞外液的渗透压状态可将运动性脱水分为低渗性脱水、等渗性脱水和高渗性脱水。

（1）低渗性脱水：指以电解质丢失为主，水的丢失较少，水丢失小于电解质丢失，血浆渗透压＜280 mOsm/L。常见原因是出现高渗性脱水时，仅补充水而不补充适量的盐分，造成细胞外液电解质浓度降低，水分不能潴留，大量排尿，出现脱水。

（2）高渗性脱水：指以水的丢失为主，电解质丢失较少，水丢失大于电解质丢失，血浆渗透压＞320 mOsm/L。高渗性脱水产生的原因主要包括水摄入不足、水的需求量增加及水丢失过多。

（3）等渗性失水：指水和电解质等比例丢失，血浆渗透压在正常范围内，多见于临床疾病如腹泻等，运动中较少见。

3. 运动性脱水的表现

根据脱水的程度，运动性脱水可以分为轻度脱水、中度脱水和重度脱水（表4-6）。

表 4-6　运动性脱水的表现和特点

分类	脱水量（占体重%）	脱水部位	症状	运动能力
轻度脱水	2%～3%	细胞外液	血浆渗透压升高、血容量减少、血液浓缩、心脏负荷增加、口渴、尿量减少	肌肉耐力
中度脱水	4%	细胞内液＋细胞外液	严重口渴、心率加快、体温升高、疲劳加重、血压可能下降	力量和爆发力
重度脱水	≥6%	细胞内液	血容量减少、心率增加、呼吸加快、恶心厌食、易怒、肌肉抽搐、精神活动减弱。严重者发生幻觉、昏迷	严重地威胁生命

（1）轻度脱水：指失水量为体重的 2%～3%，以细胞外液中的水丢失为主。表现为血容量减少，血液浓缩，心脏负荷增加，口渴，尿量减少，体温调节能力下降，肌肉耐力会降低。

（2）中度脱水：指失水量为体重的 4% 左右，不仅有细胞外液丢失，也有细胞内液丢失。人体产生严重的口渴感，心率加快，体温升高，血压下降，无氧运动能力下降，易疲劳。

（3）重度脱水：指失水量达到体重的 6% 及 6% 以上。此时，细胞内液丢失增加，除了具有中度脱水的症状，还有呼吸加快，恶心厌食，肌肉抽搐，严重时出现昏迷、中暑等症状甚至死亡。

三、运动补液

运动性脱水的预防十分重要，补液是预防脱水的核心措施。

（一）补液的原则

补液的原则是积极主动，少量多次，维持水盐平衡。不要等到出现口渴时再补水，因为口渴的感觉滞后于机体脱水。当人感觉口渴时，已丢失水分占体重的 2%，属于轻度脱水。因此，补水的目的就是预防口渴的出现。大量出汗时有无机盐的丢失，补水的同时需要补充无机盐，促进复水。

（二）补液的方法

补液不仅仅发生在运动中或运动后，运动前更要补水，使机体处于水合状态。

可以在运动前 2 h 补水 400～500 mL，运动前 15 min 补水 150～200 mL。运动中每隔 15～20 min 补水 200～300 mL。每小时补水不宜超过 800 mL（不宜超过水的最大吸收量）。运动后根据失水量来补水，以丢失体重的 1.5 倍的量来补充水分。

（三）补液的种类

运动期间的补液应以低渗或等渗溶液为宜，不宜采用含盐或含糖浓度高的饮料。补液中的糖浓度应以低于 8% 为宜，建议采用 5%～7% 促进胃排空和小肠吸收。

1. 运动饮料的定义

运动饮料指营养元素的成分和含量能适应运动员或参加体育锻炼、体力劳动人群的生理特点、特殊营养需要的软饮料。

一般来说，运动饮料具有以下几个特点：①一定的糖含量，能达到迅速补充能量的目的；②适量的电解质，低渗透压；③无碳酸气体、无咖啡因、无酒精。运动时水分（1～2 L/h）和电解质通过皮肤以汗液的形式流失，加上糖原损耗及血糖下降，造成体液电解质的失衡和糖的缺乏。因此,运动饮料设计的目的就是补水、补盐、补能量。

2. 运动饮料的种类

按照渗透压的不同,运动饮料可以分为以下 3 类:

(1) 等渗饮料(液体 + 电解质 + 6%～8% 糖):能迅速补充运动中汗液丢失的水和无机盐,提高血液中糖的浓度。运动员多选此类型。

(2) 低渗饮料(液体 + 电解质 + 少量糖):补充汗液水分损失。适合只需要补充液体而无须补充糖的运动员,如赛马、体操等项目的运动员。

(3) 高渗饮料($>400 \text{ mOsm/L}$;含较多的糖):一般于运动后作为日常糖的补充,以恢复肌糖原的储存水平。

如何选择运动饮料?

目前,市面上运动饮料分为两大类:一类为普通运动饮料,用于补充人体在运动中水、电解质和能量消耗而研制,包括大众健身运动饮料和专业运动饮料。专业运动饮料对营养素的需求量更高,在补充的时间上更加严格。另一类为功能性运动饮料,添加了某些强化的营养成分,如牛磺酸、肌醇等,以满足某些特殊人群的特殊需求。

那么如何选择运动饮料呢? 基于以下原则:

1. 应具备合适的渗透压

运动饮料为了便于水分进入人体,一般采用的是低渗性饮料,饮料不能太甜。高渗性饮料一般作为运动后使用,运动中不建议使用。

2. 应具备合适的含糖比例和含糖种类

运动饮料的含糖量应为 4%～8%,一般不采用单一形式的糖,多种糖复合比较好,如葡萄糖、蔗糖、低聚糖等。

3. 应含有合适的钠盐

运动饮料应含有 $20～60 \text{ mmol/L}$ 钠盐,浓度不能太高。

4. 应具有合适的酸度和口味

微酸和带有不同风味的饮料适口性比较好,可以促进饮用。

5. 应有合适的温度

运动饮料的温度在 $5～13 \text{ °C}$ 时有利于吸收,温度太低容易引起胃肠道不适。

6. 不应含有咖啡因

含有咖啡因的饮料是能量饮料,不属于运动饮料。

7. 不含有二氧化碳气体

运动饮料不能是碳酸饮料,运动中二氧化碳气体会给运动人群带来不适。

8. 根据自己的实际运动需求加以选择

没有大量出汗的情况下,不需要补充运动饮料。

本章小结

(1) 水是人体重要的营养素之一,具有多种生理功能。水的摄入与排出始终保持动态平衡,运动过程中容易发生水的丢失。

(2) 电解质在体内主要功能是维持和调节酸碱平衡、水平衡和渗透压平衡,维持神经肌肉的兴奋性。

(3) 运动员出汗率高、出汗量大,因此尿量减少及代谢水增多,随着出汗有相当量的电解质流失,容易发生脱水。因此,要注意合理补液。

(4) 运动饮料是为运动人群设计的饮料,起到补水、补盐、补能量的作用。不同的运动人群需要根据自身特点合理补液。

思考题

1. 水有哪些生理学作用?简述水平衡与运动能力的关系。

2. 电解质有哪些生理功能?

3. 运动员水和电解质代谢有何特征?

4. 如何合理补液?

第五章

运动与矿物质

本章提要 ●••

　　矿物质是构建机体以及维持人体代谢、生长发育和正常生理功能不可缺少的物质。运动时机体对矿物质的需求和消耗不同。本章主要介绍与运动能力关系密切的矿物质的特点、生理功能及其与运动的关系。

第一节 矿物质概述

　　存在于食物或人体的各种元素,除去碳、氢、氧、氮 4 种元素主要以有机化合物的形式出现外,其余各种元素不论含量多少,都称为矿物质。与运动关系较为密切的矿物质主要有钙、铁、锌、镁、钾和钠。本章主要介绍钙、铁、锌和镁。

一、矿物质的分类

　　人体几乎含有自然界存在的所有元素,其中矿物质占体重的 6% 左右,仅高于机体糖所占的比例(表 5-1)。

表 5-1　人体基本化学组成(65 kg 体重,男性)

化学物质	重量(kg)	占体重的百分比(%)
蛋白质	11	17.0
脂类	9	13.8

（续表）

化学物质	重量（kg）	占体重的百分比（%）
碳水化合物	1	1.5
矿物质	4	6.1
水	40	61.1

矿物质按其在人体中的含量或摄入量分为常量元素（macroelement）和微量元素（microelement，trace element）。人体内含量在 0.01% 以上的矿物元素，或需量大于 100 mg/d 的元素为常量元素，有钾、钠、钙、镁、氯、硫、磷 7 种，占人体总成分的 60%～80%，其中钙和磷占 3/4。微量元素指在人体内含量小于 0.01%，或需量小于 100 mg/d 的元素，如铁、锌、铜、碘、锰等。

按生理作用又可将微量元素分成 3 种类型：①必需营养元素，包括铁、碘、锌、硒、铜、铬、钼、钴等 8 种。②非营养非毒性元素，如镍、钒、铝、硼、锡等。③非营养有毒元素，常见的有汞、镉、铅、砷等。

二、矿物质的特点和生理功能

（一）特点

（1）矿物质不能依靠自身合成，需要从外界摄入。由于不能在体内自行降解，如不排出的话不会在体内消失。一般其量随年龄增加而增加，但比例变化不大。

（2）在体内分布不均匀，如钾主要存在于细胞内，钠主要存在于细胞外；镁在红细胞中含量较高，在白细胞中含量较少。

（3）有些矿物元素之间有协同作用，有的相互之间有拮抗作用，二价的金属元素在肠道吸收时有相互制约的作用。

（二）生理功能

人体矿物质种类很多，不同的矿物质在体内发挥不同作用。主要有以下几种生理功能。

（1）机体的重要组成部分，如钙、磷、镁等存在于骨骼和牙齿中，起到坚固的作用。

（2）保持神经、肌肉的兴奋性，维持细胞的渗透压及机体的酸碱平衡，如钙离子、钠离子、钾离子、镁离子等。

（3）对机体具有特殊的生理调节作用，如钙离子参与凝血、锌参与调控基因转录等。

（4）有些矿物质如镁离子、铁离子、锌离子等为酶的组成成分，锌、铬与胰岛素的功能有关等。

第二节 | 钙 与 运 动

钙（calcium，Ca）是人体内含量最多的元素，总量为 1 000～1 200 mg，相当于体重的 2.0%。体内 99% 的钙以羟磷灰石的形式分布在骨骼和牙齿中，1% 的钙以钙离子（Ca^{2+}）的形式存在于细胞内液、细胞外液和软组织中。这部分钙与骨骼中的钙相互作用，共同维持机体钙的动态平衡。

一、钙的生理功能

1. 构成骨骼和牙齿

钙是构成骨骼和牙齿的重要组分，体内的钙主要以羟磷灰石及磷酸钙两种形式存在，决定骨的硬度，使骨具有支撑作用。骨骼是钙的储存库，随着年龄增加，骨钙流失增多，骨密度下降，易导致骨质疏松。

2. 维持多种生理功能

分布在其他组织和体液中的钙，在体内起到维持正常生理功能如心脏搏动、神经肌肉兴奋性、神经传导、血液凝固、调节体内酸碱平衡、参与多种激素和神经递质的释放等作用。

二、钙的吸收和代谢

（一）吸收

通常，膳食中 20%～30% 的钙由肠道吸收进入血液，当机体膳食钙摄入不足或机体对钙的需要量增加时，肠道对钙的吸收增加。

钙的吸收主要在小肠，吸收率一般介于 20%～60%。当需求量高或摄入量低时，主动吸收最活跃（发生在十二指肠和小肠上段：pH = 6.0），依赖于 1,25 - $(OH)_2D_3$ 及受体的作用，具有饱和性。当钙摄入量高时，主要是被动吸收。

影响钙吸收的因素主要有以下几种。

1. 膳食因素

食物中的草酸、植酸、饱和脂肪酸、膳食纤维不利于钙的吸收。维生素 D、乳糖、某些氨基酸(赖氨酸、精氨酸、色氨酸)有利于钙的吸收。蛋白质摄入过多时,尿钙的排出增加。此外,摄入的钙、磷比值也影响钙的吸收(成人 1:2,儿童 2:1)。

2. 非膳食因素

钙的吸收量随着年龄增加而下降,平均每增长 10 岁,钙吸收率下降 5%～10%。

(二)代谢

1. 钙的调节途径

钙在体内的代谢主要通过骨骼、消化道和肾脏的共同作用(图 5-1)。

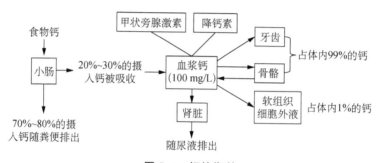

图 5-1 钙的代谢

资料来源:吴坤.营养与食品卫生学.5 版.北京:人民卫生出版社,2006

人体 80%～90% 的钙从肠道排出(食物中未被吸收的钙、上皮细胞脱落和消化液中未被吸收的钙),皮肤、头发、指甲、汗液等排出少量的钙。

肾脏也是钙排泄的主要器官,10%～20% 的钙从肾脏排出,每日随尿液排出 160～220 mg 钙,最多可达 500 mg。随年龄增长,尿钙排出增加。绝经期尿钙增加反映骨钙动员加快。膳食钙吸收多,尿钙反而增加。钠、蛋白质摄入量高时影响钙的重吸收。

摄入 10 g/(kg·d)的钙量就可以维持钙的代谢正平衡。当血钙含量增加时,尿钙的排出量也增加。尿钙排出量可以反映机体钙的吸收与代谢。

2. 钙的调节机制

机体具有调节钙稳定的机制,通过甲状旁腺激素、降钙素和维生素 D_3 的相互作用,人体血钙浓度维持在 2.2～2.6 mmol/L。

甲状旁腺激素促进骨钙的溶解,降低肾脏的钙排泄量,升高细胞外液钙的浓度。降钙素抑制骨的吸收,促进成骨,起到降血钙的作用。维生素 D_3 促进肠道对钙的吸收,使血钙升高。

3. 钙与其他矿物质的相互作用

钙和其他矿物质之间存在相互干扰作用,高钙膳食能够影响一些必需元素的生物利用率,表现为:①可明显抑制铁吸收;②高钙膳食可降低锌的生物利用率;③高钙膳食对镁代谢有潜在副作用。

三、钙的缺乏与过量

我国人群中钙的缺乏比较普遍,仅达推荐摄入量的50%。长期钙缺乏并伴随蛋白质和维生素 D 缺乏,可引起儿童生长迟缓、骨骼变形,严重者可出现佝偻病。成人钙的长期不足易导致骨质疏松,严重者可出现骨折。

与之对应的是,长期过量摄入钙会增加肾结石的风险,可明显抑制铁吸收,降低锌的生物利用率,对镁的代谢产生副作用。

四、钙的食物来源

膳食钙的来源主要是食物和饮水。

奶类及其制品、海产品、豆类及其制品、坚果及部分蔬菜中钙的含量丰富。食物中除了钙含量,钙的吸收率也是要考虑的因素。奶中钙的含量丰富,牛奶中钙含量为 100 mg/mL,且吸收率高,是很好的钙来源。豆类钙的含量也不低,但与牛奶相比,其吸收率要低。一些深绿色蔬菜中钙的含量也较丰富,但草酸含量较高,妨碍钙的吸收。常见食物的钙含量见表 5-2。除了食物外,硬水中含有相当量的钙,也是钙的重要来源之一。

表 5-2　常见食物的钙含量(mg/100 g 可食部)

食物	钙含量	食物	钙含量	食物	钙含量
虾皮	991	苜蓿	713	花生仁	284
虾米	555	荠菜	294	豆腐	140
干酪	799	黑芝麻	780	小白菜	159
奶粉	676	紫菜	264	马铃薯	149
牛奶	104	黑木耳	247	芹菜	191

五、钙与运动的关系

(一) 运动人群钙的特点

有调查发现,运动员钙的缺乏较普遍,尤其是女运动员。钙的缺乏易引起肌肉抽搐,长期钙摄入不足可使骨密度降低。钙不足或缺乏易引起神经肌肉组织的神经传导发生障碍,从而影响运动的灵敏性和肌肉耐力。调查发现,少年女子运动员的钙摄入量低于推荐的摄入量,影响骨骼的生长发育,增加运动性骨折的危险。运动虽然可以促进钙在骨中的沉积,提高骨密度。但只有钙的摄入量满足运动需求时(>755 mg),运动才具有增加骨密度的作用。因此,运动员钙缺乏的问题需要引起高度重视。

运动员钙缺乏的原因有:①运动导致钙的丢失增加,汗液中丢失约 102.2 mg/L 的钙。高温下训练或比赛,伴随出汗量的增加,钙的丢失也增加;②运动员普遍蛋白质摄入量较高,高蛋白的摄入会引起尿钙的增加;③膳食钙的摄入不足,尤其控体重的运动员钙的缺乏较严重;④闭经者雌激素水平低于月经正常的运动员,雌激素水平的下降可导致钙的吸收减少,溶骨增加,尿钙排出增加。

(二)运动员钙的推荐摄入

运动员钙的需要量高于普通人,故推荐供给量高于普通人。运动员不分年龄,每日钙的食物推荐供给量为 1 000~1 200 mg。闭经运动员雌激素水平的下降可导致钙的丢失,最终出现骨质疏松,钙摄入不足加速了这一过程。因此,闭经运动员钙的供给量(1 500 mg)要高于月经正常的运动员(1 200 mg)。

运动项目不同,减体重和控体重、大运动量训练及高温时,钙的摄入要增加。减体重和控体重的运动员由于控制饮食,钙的摄入偏低。因此,要额外补充钙。另外,要避免长期过量补钙导致高钙尿、肾结石,并影响其他二价离子的吸收。

第三节 | 铁 与 运 动

铁(iron)是人体内含量最多的一种必需微量元素。成人体内铁的总量为 4~5 g,其中 2/3 为功能性铁(72% 以血红蛋白、3% 以肌红蛋白、0.2% 以其他化合物形式存在);其余则为储备铁,以铁蛋白和含铁血黄素的形式储存于肝脏、脾脏和骨髓的网状内皮系统中。

一、铁的生理功能

(1) 参与体内氧的运输,构成呼吸链,对组织能量代谢产生重要作用。
(2) 铁与红细胞的形成和成熟有关,维持正常的造血功能。
(3) 和抗体的产生有关,维持正常的免疫系统功能。
(4) 催化促进 β-胡萝卜素转化为维生素 A、嘌呤与胶原的合成、脂类从血液中的转运及药物在肝脏的解毒等过程。

二、铁的吸收和代谢

铁平衡指一种稳定的状态,即从膳食中吸收的铁既可补充机体实际丢失的铁,又可满足机体生长的需要。铁的平衡依赖于铁吸收、铁转运和铁储存的共同协调。

(一) 吸收

膳食铁的吸收主要在小肠。肠道中铁的吸收主要取决于体内铁营养状态和膳食的特性(铁的含量、形式及生物利用)。

膳食铁分为血红素铁和非血红素铁。

(1) 动物肝脏、动物血、红肉中主要是血红素铁,可直接被吸收,吸收率高,为 15%~35%。

(2) 植物性食物和乳制品中主要是非血红素铁,主要以 $Fe(OH)_3$ 络合物的形式存在,在胃酸作用下,还原成亚铁离子,再与肠内容物中的维生素 C、某些糖及氨基酸形成络合物,在十二指肠及空肠被吸收。维生素 C 可以促进食物中非血红素铁的有效吸收。

膳食中存在的磷酸盐、碳酸盐、植酸、草酸、鞣酸、膳食纤维等可与非血红素铁形成不溶性的铁盐,从而阻止铁的吸收。胃酸分泌减少、胃切除、消化道慢性出血、胃肠功能紊乱等可影响铁的吸收。浓咖啡、浓茶、素食、酗酒等对铁的吸收不利。

(二) 代谢

对于成年男子,铁在体内生物半衰期为 5.9 年,成年女子(绝经期前)则为 3.8 年。机体有 3 种机制以保持铁的平衡及预防体内铁的缺乏和过分蓄积,表现为:①反复利用红细胞分解代谢中的铁;②根据体内铁营养状态调节肠道内铁的吸收;③增加铁的储存蛋白,铁蛋白可储存或释放铁以满足机体对铁的需要。

铁在体内代谢中可反复被身体利用。一般情况下,除汗液,肠道分泌,皮肤、消化道及尿道上皮脱落,女性有月经和哺乳可损失一定量铁外,几乎不存在其他途径损失。

三、铁的缺乏与过量

(一) 缺乏

长期膳食铁供给不足或吸收不良,或者铁的丢失过多,会引起铁缺乏。缺铁会导致缺铁性贫血(又称低血色素小细胞性贫血),表现为乏力、易倦、头晕、眼花、食欲降低、苍白、心率增快。缺铁还会出现异食、精神行为异常,如烦躁、易怒、注意力不集中、易感染,儿童生长发育迟缓、智力低下。缺铁性贫血的易感人群是儿童、孕妇和老年人。

（二）过量

过量服用铁制剂会发生急性铁中毒,表现为恶心、呕吐、血性腹泻和胃肠功能紊乱,全身性的影响是凝血不良、代谢性酸中毒等。长期摄入过量的铁会导致铁过载,肝组织铁沉着,诱导肝损伤,同时增加心血管疾病风险。

四、铁的食物来源

含铁丰富的食物来源有动物血、肝脏、黑木耳、芝麻酱、大豆等,红糖、蛋黄、动物肾脏等含铁量也不低。蔬菜中含铁量不高且生物利用率低。总体来说,提高铁的生物利用率最为关键。常见食物的含铁量见表5-2。

表5-2　常见食物的含铁量(mg/100 g 可食部)

食物	含铁量	食物	含铁量	食物	含铁量
鸭血	30.5	虾皮	11.0	黑木耳	97.4
猪肝	22.6	鸡蛋黄	6.5	黄豆	8.2
蛤蜊	22.0	鸡	1.4	花生	3.4
牛肉	3.4	带鱼	1.2	菠菜	2.9
牛奶	0.3	黑芝麻	22.7	油菜	1.2

五、铁与运动的关系

（一）运动员铁代谢状况

运动员中铁缺乏的高危人群主要是月经期长、出血量大的女运动员,耐力项目运动员,素食运动员,长期控体重运动员,高原训练期的运动员及儿童青少年运动员。

运动员铁缺乏的原因:一是铁元素的摄入不足,二是铁元素丢失过多。长期运动训练会增加机体对铁的需求,储存铁被动用,使得组织铁的含量下降。运动使红细胞的代谢周转率加快,红细胞的合成增加。运动时大量出汗使得随汗液丢失的铁增加。运动员由于饮食不合理,加上大强度训练期间胃肠道功能减弱,铁的吸收率下降。控体重时总的食物摄入较少,膳食铁的摄入和吸收受影响。

（二）铁对运动能力的影响

铁是血红蛋白和肌红蛋白的构成成分,缺铁导致血红蛋白携带氧气能力下降,肌红蛋白储存氧减少,影响运动员的有氧运动能力和耐力训练。铁缺乏还会影响大脑功能,即使是在低铁状况下,也会影响运动能力和认知功能,包括学习和记忆能力,这对任何运动项目来说都是不利影响。铁过量对运动能力也会产生负面作用,铁过量会增加体内自由基的生成,加重疲劳。

(三) 铁营养状况的诊断

运动员要注意预防铁缺乏,检测机体铁的营养状况。机体铁缺乏可分为 3 个阶段,分别是储存铁减少期、红细胞生成缺铁期和缺铁性贫血期。

1. 储存铁减少期

此时,机体储备铁(包括骨髓、肝脏和胰脏的铁储备)被动用,逐渐减少直到耗竭,血清铁蛋白含量明显下降,运铁蛋白和血红蛋白的含量都正常,临床上无症状。此时机体对铁的吸收加强。

2. 红细胞生成缺铁期

由于储备铁的减少与耗竭,红细胞生成数量下降,运铁蛋白含量显著下降,血红蛋白含量下降不明显。

3. 缺铁性贫血期

此时,血红蛋白的含量因为缺铁出现明显下降。

因此,血液中铁蛋白浓度可以作为铁缺乏早期诊断的指标,也是铁缺乏的最灵敏指标。及早发现铁缺乏并采取措施,可以避免后期因血红蛋白含量的下降而出现缺铁性贫血期。

(四) 运动员铁的摄入推荐

运动员铁的供给量:男运动员为 20 mg/d(高温训练或比赛时为 25 mg/d),女运动员为 25 mg/d(高温训练或比赛时为 30 mg/d)。以含血红素铁的动物性食物为主要来源,减少膳食中影响铁吸收的不利因素。不可大量补充铁制剂,避免造成铁中毒。

第四节 | 锌 与 运 动

成人体内锌(zinc)的含量为 2～2.5 g。体内大部分的锌分布在骨骼(30%)和肌肉(60%)中,血液中的锌不到全身锌总量的 0.5%。

一、锌的生理功能

锌的生理功能非常多样化。锌是金属酶的组成成分或酶的激活剂,参与体内

200多种酶的合成,对糖脂代谢具有重要作用。除此以外,锌还具有以下主要功能:

(1)锌是DNA和RNA聚合酶的组成成分,参与基因调控,影响DNA和RNA的合成,进而影响蛋白质的合成,对生长发育具有重要影响。

(2)维持细胞膜的结构和功能,包括屏障、转运、受体结合功能等。

(3)与机体免疫功能有关,增强机体抗氧化能力,清除自由基,保护机体免受氧化应激损伤。

(4)参与性激素的合成,对性器官和性功能发育具有重要调节作用。

(5)锌可参与胶原蛋白的合成,促进伤口愈合。

二、锌的吸收和代谢

锌主要在小肠吸收,吸收率为20%～30%。吸收入小肠黏膜细胞的锌一部分为游离状态,进入血液;一部分保留在肠黏膜细胞内,与金属硫蛋白结合而储存。金属硫蛋白调节血浆锌的浓度。当锌缺乏时除了锌的吸收增多外,金属硫蛋白中的锌被释放出来,机体通常以此调节体内锌的平衡。锌主要从肠道中排出,也有部分从汗液、尿液、毛发中排出。大量出汗会引起锌的流失增加。

影响膳食中锌吸收的因素:①高蛋白、肉类、葡萄糖、乳糖、维生素D、柠檬酸促进锌的吸收。②膳食纤维、植酸(肌醇六磷酸盐)、草酸、其他二价金属离子如钙离子、镁离子、铁离子等抑制锌的吸收。

三、锌的缺乏和过量

锌缺乏对机体的影响表现为以下几方面:

(1)生长发育迟缓,性成熟推迟,性器官发育不全。

(2)中度锌缺乏可出现伤口愈合不良,皮肤粗糙。重度锌缺乏时可发生肠病性肢端皮炎,通过补充锌的饮食可以显著改善症状。

(3)味觉减退,食欲下降。严重者出现味觉障碍,甚至出现异食。

(4)免疫力下降,影响认知功能。

(5)缺锌与糖尿病有关,锌缺乏可导致胰岛素抵抗。

长期大量补充锌会引起锌中毒,影响铜和铁的吸收,导致贫血。同时,影响中性粒细胞和巨噬细胞活力,损害免疫功能。

四、锌的食物来源

锌的食物来源较广泛(表5-3),贝壳类海产品、红色肉类及内脏锌的含量较丰富。蛋类、豆类和花生也是锌的良好食物来源。蔬菜和水果中锌的含量较低。

表 5-3　常见的锌的食物来源(mg/100 g 可食部)

食物	含量	食物	含量	食物	含量
海蛎肉	47.05	山羊肉	10.42	黑芝麻	6.13
鲜扇贝	11.69	猪肝	5.78	口蘑	9.04
鲜赤贝	11.58	牛肉	4.73	黄豆	3.34
牡蛎	9.39	猪肉	2.30	黑木耳	3.18
蚌肉	8.50	鸡蛋	1.10	花生	1.79

五、锌与运动的关系

(一)锌对运动能力的影响

(1)锌参与蛋白质和性激素的合成,影响青少年运动员的生长发育,同时对肌肉的合成和肌肉力量有影响。

(2)锌具有抗氧化作用,帮助运动员消除自由基,促进疲劳恢复。锌缺乏时红细胞膜的脆性增加,膜氧化损伤和结构变形,影响有氧运动能力。

(3)锌影响机体免疫功能,缺锌时运动员抗感染能力下降,免疫功能受损。

(4)锌对组织修复起着重要作用,缺锌会使运动员伤口愈合不良。

(二)运动员锌代谢的特点

(1)剧烈运动后血清锌含量升高,这是因为肌肉损伤后可溢出锌或锌在机体重新分布,通过血液向需要锌的组织部位转移。

(2)运动使红细胞锌含量增加,以保护红细胞膜免受氧化应激损伤。

(3)长期大运动量训练后,血清锌含量下降,这是由汗液锌的丢失增加导致。

(三)运动员锌缺乏的原因

运动员锌缺乏主要与锌的摄入减少或者锌的丢失增加有关,表现为以下几点:

(1)膳食中锌的含量低或质量不高,膳食中阻碍锌吸收的因素过多。

(2)大强度训练时肠道供血不足,锌的吸收率下降。

(3)运动导致肌肉损伤或红细胞损伤后,锌的代谢速率加快,对锌的需求增加。

(4)运动训练中大量出汗,导致汗液中锌的丢失。

(5)运动员在低能量饮食的情况下会增加缺锌的风险。

（四）运动员锌的推荐摄入

运动员锌的推荐摄入量为 20 mg/d，高温或大强度训练时增加到 25 mg/d。多吃牡蛎、鱼贝类等含量丰富的动物性食品、海产品，植物性食物锌的生物利用率不高。同时，减少膳食中影响锌吸收的因素。

第五节 | 镁 与 运 动

镁（magnesium，Mg）是人体不可缺少的矿物元素之一，其含量在阳离子中仅次于钠、钾和钙，在细胞内仅次于钾而居第二位。成人体内含镁 20～38 g，60%～65% 主要分布在骨骼，骨骼肌占 27%，其他细胞占 6%～7%（以肝脏为最高）。

一、镁的生理功能

细胞内镁约 90% 是结合型（主要结合到核酸、ATP、带负电荷的磷脂和蛋白），游离型仅占 10%。游离镁具有重要的生物学活性。

（1）镁是氧化磷酸化的重要辅助因子，影响线粒体功能，对糖、脂肪、蛋白质的代谢以及核酸生物合成具有重要作用。

（2）镁激活钠钾 ATP 酶的活性，维持心肌细胞的正常兴奋性。

（3）维持细胞的遗传稳定性。

（4）镁在骨骼中的含量仅次于钙和磷，是维持骨细胞结构和功能的必需元素，具有维持和促进骨骼生长和健康的作用。

（5）镁具有调节胃肠道功能的作用。

二、镁的吸收和代谢

镁稳态的调控主要由消化道吸收和肾脏排泄来完成。

（一）吸收

膳食镁在整个肠道都可以吸收，吸收率为 30%～50%。影响镁吸收的膳食因素有：①膳食镁的摄入量影响吸收率。膳食摄入量增多时吸收率降低，摄入量减少时吸收率增高。②氨基酸、乳糖等促进镁的吸收，过多的草酸、植酸、钙、磷、膳食纤维等抑制镁的吸收。③饮水多时有利于镁的吸收。

（二）排泄

肾脏是调节镁的主要器官,镁的排出途径主要是随尿液排出,每日从尿液中排出的镁的量为 50～120 mg。甲状旁腺激素和醛固酮共同调节肾脏对镁的排泄。汗液也可以排出少量镁。

三、镁的缺乏与过量

引起镁缺乏的原因很多,主要有镁摄入不足、吸收障碍、丢失过多及多种临床疾病等。镁缺乏可致血清钙下降,神经肌肉兴奋性亢进;镁对骨矿物质的内稳态有重要作用,镁缺乏可能是绝经后骨质疏松症的一种危险因素;镁含量低下会导致胰岛素抵抗,增加心血管疾病风险。

镁过多时可出现高镁血症,表现出神经肌肉兴奋性受抑制的症状,如恶心、嗜睡、低血压、呼吸抑制等。食物以外过量摄入镁会导致腹泻。

四、镁的食物来源

镁主要存在于绿叶蔬菜中,其次是存在于谷类、坚果、蛋、鱼、肉中,精制食品中镁的含量一般很低。饮水中硬度较高的水,镁的含量较高,为镁的一个重要来源。人体镁的需要量为 200～400 mg/d。在大多数工业化国家,边缘性镁缺失非常普遍,推荐镁摄入量至少为 300 mg/d,这样可使冠心病或骨质疏松等疾病的患病风险降低。常见食物的含镁量见表 5-4。

表 5-4　常见食物的含镁量(mg/100 g 可食部)

食物	含镁量	食物	含镁量	食物	含镁量
黄豆	199	海虾	46	菠菜	58
黑木耳	152	带鱼	43	马铃薯	23
小米	107	里脊	43	油菜	22
花生(鲜)	110	猪肝	24	豆角	28
玉米	195	牛肉	20	柑橘	11

五、镁与运动的关系

（一）镁在运动中的作用

运动时人体消耗大量 ATP,细胞内镁与 ATP 结合,参与 ATP 的合成与分解。因此,运动时机体对镁的需求也高。镁对神经系统和心肌作用十分重要,能起到镇静和抑制作用,同时作用于外周血管引起血管扩张。运动结束后,如果血镁含量低,使得神经肌肉和中枢神经系统应激性增高,不利于肌肉放松。同时,镁可以改善骨密度,对运动员的骨健康非常重要。

（二）镁的推荐摄入

运动人群日常镁的摄入主要来自于食物,饮水也是镁的良好来源。要注意的是,高钙膳食对镁代谢有潜在副作用,故补钙的量要适宜。

本章小结

（1）矿物质分为常量元素和微量元素,在体内的作用主要是构成机体的结构成分,维持体液的渗透压和酸碱平衡等,有些矿物质还在酶的催化作用及代谢调节方面发挥重要功能。

（2）与运动关系比较密切的矿物质有钙、铁、锌和镁,运动人群容易发生上述矿物质的缺乏,需要加以关注。

思考题

1. 矿物质的主要作用都有哪些?
2. 钙在运动方面的主要作用是什么?
3. 锌对运动能力有哪些影响?
4. 铁的主要生物学功能是什么?如何预防铁缺乏?
5. 镁与运动有何关联?

第六章

运动与维生素

本章提要 ●···

　　维生素是维持人体代谢、生长发育和正常生理功能不可缺少的多种低分子量有机化合物的总称。运动时机体对维生素的需求和消耗不同。本章主要介绍维生素的分类和作用以及与运动能力关系密切的维生素。

第一节 | 维 生 素

　　维生素(vitamin)是维持人体正常生命活动所必需的一类低分子量有机化合物。维生素在人体内的含量极微,需求量也少,但在机体代谢、生长发育和维持正常生理功能方面发挥重要作用。

一、维生素的分类

　　维生素种类很多,按照溶解性可分为脂溶性维生素和水溶性维生素。脂溶性维生素包括维生素 A、维生素 D、维生素 E、维生素 K,这类维生素必需溶解在脂类物质中才能被人体吸收和利用。水溶性维生素包括 B 族维生素(维生素 B_1、维生素 B_2、维生素 B_6、维生素 B_{12}、维生素 PP 或烟酸等)和维生素 C,这类维生素不能溶解在脂类物质中,可以溶解在水性物质中。目前发现,人体所需要的维生素总共有13 种(表6-1)。

表 6-1　人体必需的维生素

脂溶性维生素	水溶性维生素
维生素 A、维生素 D、维生素 E、维生素 K	B 族维生素（维生素 B_1、维生素 B_2、维生素 B_6、维生素 B_{12}、烟酸或维生素 PP、泛酸、生物素、叶酸）、维生素 C

二、维生素的特点

无论是脂溶性维生素还是水溶性维生素，其共同特点是：①机体的需要量少，但不可缺少。若缺乏，将引起生理功能障碍和缺乏病。②除了少数维生素人体可以合成，绝大多数维生素体内不能合成或合成的量不足以满足人体需求，需要从食物摄取。③大多数维生素以本体形式或可被机体利用的前体形式存在于天然食物中。④在机体不提供能量，也不参与机体的构建，但发挥重要的代谢调节作用。

除了共同特点，脂溶性维生素和水溶性维生素还具有各自的特点（表 6-2）。

表 6-2　脂溶性和水溶性维生素的特点

项目	脂溶性维生素	水溶性维生素
吸收	类似于脂肪，首先进入淋巴系统	直接进入血液
转运	与蛋白质结合后才能转运	在水样体液中自由转运
储存	肝脏与脂肪组织	大多数不能储存
排泄	不容易排泄，易在组织中蓄积	容易随尿液排出
毒性	大多数由补剂而来，偶尔也会来自食物	不太可能发生中毒，但高剂量补剂可能会中毒
需求	定期补充（几周甚至几个月）	需要频繁补充（也许 1～3 天补充 1 次），因为机体不储存
检测	短期缺乏用一般血液指标查不出来	体内营养水平多数都可在血液和尿中反映出来

第二节　脂溶性维生素

一、维生素 A

维生素 A（vitamin A）是首例被发现的脂溶性维生素，在体内有 3 种活性形式，分别是视黄醇、视黄醛和视黄酸，其中视黄醛和视黄酸由视黄醇转化而来。

（一）生理功能

维生素 A 与机体众多生命活动有关,包括视力(暗适应能力)、生长发育、免疫防御、上皮组织正常分化等。维生素 A 摄入量低于 500 μg/d 时会引起维生素 A 缺乏,从而影响细胞正常分化,早期出现夜盲症,持续缺乏则会使角膜、皮肤、呼吸道和消化道黏膜角质化,损伤免疫系统,最终导致失明和死亡。

维生素 A 可以在肝脏中蓄积,摄入量超过 3 000 μg/d[包括一次性摄入大量维生素 A 或长期过量(即使是小幅过量)服用维生素 A]对机体有害,带来毒性作用,主要症状为厌食、过度激惹、长骨末端外周疼痛、肝衰竭、出生缺陷等,严重者可导致死亡(表 6-3)。

表 6-3　维生素 A 的正常功能、缺乏症状和中毒症状

正常功能	缺乏症状	中毒症状
维持正常视觉功能	夜盲症	急性(或短期):
维持上皮组织健全	干燥病	恶心、呕吐、头痛、眩晕、视物模糊
促进骨骼生长发育	眼干燥症	慢性:
维持免疫力	免疫系统受损	皮疹、脱发、出血、骨畸形、骨折、出
	骨骼发育受损	生缺陷、肝衰竭、死亡
	器官衰竭	
	死亡	

（二）食物来源和供给量

维生素 A 来源于动物性食物,很容易被人体吸收利用。动物的肝脏、鱼肝油、奶类、蛋类及鱼卵是维生素 A 的最好来源。维生素 A 原(维生素 A 的前体)可以在人类小肠和肝细胞中转变成视黄醇和视黄醛,生理活性最大的是 β-胡萝卜素,其主要来源于黄色或深绿色植物性食物,如胡萝卜、红心甜薯、菠菜、苋菜、杏、芒果等。表 6-4 为常见食物中视黄醇和 β-胡萝卜素含量。

表 6-4　常见食物中视黄醇和 β-胡萝卜素含量(μg RE/100 g 可食部)

食物名称	视黄醇含量	食物名称	β-胡萝卜素含量
羊肝	20 972	胡萝卜	5 739
鸡肝	10 414	甘薯	1 006
猪肝	4 972	韭菜	1 968
奶油	297	菠菜	5 364

（续表）

食物名称	视黄醇含量	食物名称	β-胡萝卜素含量
鸡蛋	234	南瓜	969
牛奶	24	番茄	423

资料来源：杨月欣，葛可佑.中国营养科学全书.2版.北京：人民卫生出版社，2019.

维生素 A 的生物活性用视黄醇当量（retinol equivalent，RE）来表示，1μg 胡萝卜素＝0.167 μg RE，1 μg RE＝1 μg 视黄醇＝3.33 U 维生素 A＝6 μg β-胡萝卜素。

维生素 A 的供给量从 13 岁少年开始至成年和老年皆为 800 μg RE。婴幼儿与儿童的不同年龄段，供给量有所不同（200～750 μg RE）。

二、维生素 D

维生素 D 是一类具有环戊氢烯菲环结构的化合物，由类固醇衍生而来。天然维生素 D 包括维生素 D_2（麦角骨化醇，ergocalciferol）和维生素 D_3（胆钙化醇，cholecalciferol）。维生素 D_2 由植物性食物中的麦角固醇经日光照射后形成，维生素 D_3 来源于动物性食物，人与动物皮肤中的 7-脱氢胆固醇经紫外线照射后可转变成维生素 D_3，然后运往肝脏、肾脏经 2 次羟化后转化为具有生物活性的形式——$1,25(OH)_2D_3$，再发挥其生理功能。

（一）生理功能

维生素 D 的功能多样化，具有骨骼系统和骨骼外系统作用。维生素 D 对骨骼系统的作用主要是通过调节小肠对钙、磷的吸收来影响骨代谢，表现为维生素 D 水平下降，骨量偏低。维生素 D 除了影响骨骼系统外，还具有免疫保护、促进神经系统发育和认知功能等骨骼外系统的作用。

维生素 D 与机体钙、磷代谢密切相关，维生素 D 缺乏时，儿童会发生佝偻病，成人出现骨软化症和骨质疏松，骨折危险增加。维生素 D 缺乏会导致机体免疫力低下，肌肉力量受损。

维生素 D 可以在体内蓄积，过多摄入可导致血钙升高，危害软组织。长期过量摄入维生素 D 可影响肾脏和心脏功能。成人每日摄入 2 500 μg，儿童每日摄入 500～1 250 μg，数周后即可发生中毒（表 6-5）。

表 6-5 维生素 D 的正常功能、缺乏症状和中毒症状

正常功能	缺乏症状	中毒症状
促进钙和磷的吸收 促进骨骼和牙齿生长 调节免疫功能 调节肌肉收缩	儿童:佝偻病 成人:骨软化、骨质疏松 免疫力低下 肌肉力量下降	头痛、厌食、恶心、口渴、多尿、 低热、嗜睡、软组织钙化、高 血压 可出现肾衰竭

（二）食物来源

维生素 D 主要通过晒太阳在机体合成,含量最丰富的食物为鱼肝油、动物肝脏、蛋黄和强化维生素 D 的牛奶,其他食物中维生素 D 的含量较少(表 6-6)。一般来说,只要能经常接触阳光,在一般膳食条件下,不会造成维生素 D 缺乏。素食者、阳光照射不足、黝黑皮肤等都是影响维生素 D 合成的不利因素,这类人群要注意补充维生素 D 制剂。

成人维生素 D 的每日推荐摄入量为 5 μg,孕妇、乳母、儿童与青少年及老年人均为 10 μg。补充维生素 D 时要注意防止过量,不宜以鱼肝油作为补充维生素 D 的药物,而应使用单纯的维生素 D 制剂。因为鱼肝油中维生素 D 的含量只有维生素 A 的 1/10,长期服用会导致维生素 A 过量。动脉硬化、心功能不全、高胆固醇血症患者及孕妇应慎用。

表 6-6 部分食物维生素 D 的含量(μg/100 g 可食部)

食物名称	维生素 D 含量	食物名称	维生素 D 含量
奶酪	7.4	鸡蛋	2.0
蛋黄	5.4	黄油	1.4
沙丁鱼	4.8	牛内脏	1.2
猪油	2.3	奶油	0.7

三、维生素 E

维生素 E 又名生育酚,是所有具有 α-生育酚生物活性的色酮衍生物的统称,其中 α-生育酚在自然界中分布最广,含量最丰富,生物活性最高。

（一）生理功能

维生素 E 具有很强的抗氧化作用,能清除自由基并阻断其引发的链反应,防止不饱和脂肪酸受到过氧化作用的损伤,减少脂质过氧化。维生素 E 在红细胞和白

细胞中的含量很高,有助于保持细胞膜的完整性和正常功能以及免疫力的维持。在氧气浓度高的肺部,维生素 E 有助于防止肺部损伤。

维生素 E 缺乏在成人身上较少发生,引起的症状主要是肌肉协调和反应下降。维生素 E 缺乏容易出现在早产儿中,由于没有足够的维生素 E,婴儿的红细胞会发生破裂,从而出现婴儿贫血。维生素 E 摄入过多会增加抗凝血时间,尤其使用抗凝血药物时脑出血风险会增加(表 6-7)。

表 6-7　维生素 E 的正常功能、缺乏症状和中毒症状

正常功能	缺乏症状	中毒症状
抗氧化	贫血	抗凝血
保护细胞膜	不育	视物模糊
保护血管内皮	免疫力低下	头痛
维持免疫功能	影响认知和发育	

(二)食物来源

维生素 E 主要存在于各种植物原料中,维生素 E 容易被加热和氧化破坏,新鲜、未加工的油脂特别是油料种子(如麦胚油、棉籽油、玉米油、花生油、芝麻油)、谷物的胚芽、坚果等是维生素 E 良好的食物来源。动物性食物中维生素 E 含量通常不高。表 6-8 为常见食物中维生素 E 含量。

表 6-8　常见食物中维生素 E 含量(mg/100 g 可食部)

食物名称	维生素 E 含量	食物名称	维生素 E 含量
葵花籽油	401	棕榈油	203
橄榄油	103	茶油	202
菜籽油	561	花生油	430
大豆油	948	玉米油	624

资料来源:杨月欣,葛可佑.中国营养科学全书.2 版.北京:人民卫生出版社,2019.

对于大多数人来说,从食物中摄取的维生素 E 即可以满足机体需要,健康人群中很少出现维生素 E 缺乏症。成人维生素 E 的适宜摄入量为 12 mg(α-TE/d),可耐受的最高摄入量为 700 mg(α-TE/d),儿童和青少年在成人基础上相应降低维生素 E 的摄入量。

四、维生素 K

维生素 K 是含有 2-甲基-1,4 萘醌的一族同系物。天然形式的维生素 K(包

括维生素 K_1 和维生素 K_2）均为脂溶性，人工合成的维生素 K_3 和维生素 K_4 为水溶性。在维生素 K 中发挥重要作用的是维生素 K_1 和维生素 K_2。

（一）生理功能

维生素 K 与凝血蛋白的合成有关，促进凝血。维生素 K 具有调节骨组织钙化的作用，其中维生素 K_2 的作用最为显著。成骨细胞能够合成 3 种维生素 K 依赖的高钙蛋白，并介导维生素 D 对骨骼的某些作用，与骨密度呈正相关。维生素 K 还具有抑制血管和尿路钙化的作用，同时对认知功能具有改善效应。

维生素 K 缺乏可导致凝血酶原血症，表现为凝血缺陷和出血。健康成人维生素 K 缺乏并不常见，新生儿容易发生维生素 K 缺乏，出现新生儿出血病。天然形式的维生素 K_1 和维生素 K_2 不产生毒性，大量服用也无毒（表6-9）。

表6-9　维生素 K 的正常功能、缺乏症状和中毒症状

正常功能	缺乏症状	中毒症状
促进凝血	凝血缺陷	无毒性
调节骨骼钙化	新生儿出血病	
抑制血管钙化		
改善认知		

（二）食物来源

维生素 K 的适宜摄入量为 1 μg/kg 左右，成人每日摄入量为 80 μg 左右。日常膳食中多为维生素 K_1 和维生素 K_2 的混合物。机体自身及肠道菌群能将维生素 K_1 转化为维生素 K_2，以满足维生素 K 的部分需求。

维生素 K 含量丰富的食物以绿色蔬菜中的羽衣甘蓝、黄瓜、菠菜等为代表，蔬菜的叶子比茎中的含量高，动物肝脏、鱼类、豆类的含量也很丰富（表6-10）。

表6-10　常见食物中维生素 K_1 含量（μg/100 g 可食部）

食物名称	维生素 K_1 含量	食物名称	维生素 K_1 含量
西芹	397.3	葡萄	40.1
菠菜	285	黄瓜	38.0
空心菜	232.7	樱桃	6.6
生菜	196.2	芒果	5.2

资料来源：杨月欣，葛可佑.中国营养科学全书.2 版.北京：人民卫生出版社,2019.

第三节 | 水溶性维生素

一、维生素 B_1

维生素 B_1 又称硫胺素(thiamine)、抗脚气病因子、抗神经炎因子,易受碱性环境和紫外线的影响而失活,在酸性溶液中稳定性较好。

(一)生理功能

维生素 B_1 是脱羧辅酶的主要成分,参与糖代谢中丙酮酸及 α-酮戊二酸的氧化脱羧作用,是糖代谢所需要的营养物质。维生素 B_1 可抑制胆碱酯酶的活性,维持胃肠道的正常蠕动、消化液的分泌和神经组织正常功能。

维生素 B_1 缺少时,神经组织中的糖代谢首先受到阻碍,致使丙酮酸堆积在神经组织中,从而引起多发性神经炎和脚气病(beriberi)。早期表现为疲乏无力,肌肉酸痛,食欲下降,体重减轻。继之出现典型的症状:①上升性对称性周围神经炎,先发生在下肢,呈袜套状分布;②感觉异常、肌肉无力、心动过速、心前区疼痛;③严重者表现为心力衰竭,水肿。婴儿脚气多由于母乳缺乏维生素 B_1 导致,发病突然,病情急,严重者在症状出现后 1~2 天突然死亡。

过量摄入维生素 B_1 很容易从尿液排出,不太容易发生中毒情况。至于短时间超过 100 倍剂量时有可能出现头痛、惊厥和心律失常等症状(表 6-11)。

表 6-11　维生素 B_1 的正常功能、缺乏症状和中毒症状

正常功能	缺乏症状	中毒症状
促进糖代谢	脚气	罕见
维持胃肠蠕动	损伤神经-心血管系统	
维持腺体分泌	消化不良	
维持神经传导		

(二)食物来源

维生素 B_1 的需要量与能量需求有关,一般推荐维生素 B_1 供给量为 0.5 mg/4.2 MJ(1 000 kcal)。能量需求高时维生素 B_1 的摄入量应相应增加。

维生素 B_1 广泛存在于天然食物中,谷类、豆类、干果、酵母、硬壳果类,尤其谷类的表皮和胚芽部分含量更高,谷类碾磨过度时会破坏大量的维生素 B_1。动物内脏、瘦猪肉、蛋类及绿叶菜中维生素 B_1 含量也较高,芹菜叶、莴笋叶中含量也较丰富,应当充分利用。土豆中虽含量不高,但以土豆为主食的地区,土豆也是维生素 B_1 的主要来源。表 6-12 为常见食物中维生素 B_1 含量。

维生素 B_1 易溶于水,在碱性条件下遇热易分解,因此过多浸泡或烹调中加碱会导致维生素 B_1 大量流失。高温烹调时维生素 B_1 损失可达 30%～40%。

表 6-12 常见食物中维生素 B_1 含量(mg/100 g 可食部)

食物名称	维生素 B_1 含量	食物名称	维生素 B_1 含量
小麦粉(标准粉)	0.28	猪肉(瘦)	0.54
小米	0.33	猪肝	0.21
栗子	0.24	花生仁(生)	0.72
黄豆	0.41	葵花子仁	1.89

二、维生素 B_2

维生素 B_2 又称核黄素(riboflavin),在中性和酸性溶液中对热稳定,在碱性或在紫外线条件下易分解破坏。

(一)生理功能

维生素 B_2 在人体内是多种黄素酶的组成成分,参与氧化还原反应,维持糖、脂肪和蛋白质的正常氧化,和能量代谢密切相关。同时,维生素 B_2 也参与烟酸和维生素 B_6 的代谢,提高机体对环境的应激能力。

维生素 B_2 缺乏时影响能量代谢,可出现口腔生殖系统综合征。临床表现为口角炎、唇炎、舌炎、睑缘炎、阴囊炎、脂溢性皮炎等。维生素 B_2 缺乏还将影响生长发育,机体对环境应激能力下降。一般情况下,维生素 B_2 不会出现过量中毒(表 6-13)。

表 6-13 维生素 B_2 的正常功能、缺乏症状和中毒症状

正常功能	缺乏症状	中毒症状
参与生物氧化和能量代谢 生长发育	口腔生殖系统综合征 影响生长发育	无

（二）食物来源

动物性食物含维生素 B_2 比植物性食物多（表6-14），尤以肝脏、心脏、肾脏、乳汁、蛋类含量较为丰富。植物性食物中除绿色蔬菜和豆类外，其他食物含量不高。谷物食物可以提供 1/4 的维生素 B_2，奶类及奶制品可以提供 20% 的维生素 B_2。

表6-14　常见食物中维生素 B_2 含量（mg/100 g 可食部）

食物名称	维生素 B_2 含量	食物名称	维生素 B_2 含量
大米	0.05	猪肉（肥瘦）	0.16
小麦粉	0.08	猪肝	2.08
黄豆	0.20	鸡蛋	0.32
菠菜	0.11	牛奶	0.14
大白菜	0.03	橘子	0.02

三、烟酸

烟酸（nicotinic acid）为维生素 B_3，又称尼克酸、抗癞皮病因子，在体内以烟酰胺（尼克酰胺）形式存在，是辅酶Ⅰ和辅酶Ⅱ的组成部分。烟酸和烟酰胺总称为维生素PP。

（一）生理功能

烟酸在生物氧化过程中起到传递氢原子的作用，为重要生命活动所需，参与蛋白质和葡萄糖等物质的转化、脂肪酸和胆固醇的合成，对维持皮肤、神经和消化系统正常功能起着重要作用，同时还有扩张血管作用（表6-15）。

烟酸缺乏引起的全身性疾病称为癞皮病或糙皮病，早期常有食欲减退、消化不良、腹泻、失眠、头痛、无力、体重减轻等现象。随着病情发展，出现的典型症状为皮炎（dermatitis）、腹泻（diarrhea）、痴呆（dementia）及死亡（death），因此又称为"4D"症。烟酸缺乏常与维生素 B_1 和维生素 B_2 缺乏同时存在。大剂量服用烟酰胺可使血管舒张，出现皮肤红肿、瘙痒等症状。

表6-15　烟酸的正常功能、缺乏症状和中毒症状

正常功能	缺乏症状	中毒症状
参与物质代谢	对称性皮炎	较少
保护心血管	腹泻	
维持消化系统功能	影响神经系统	

（二）食物来源

烟酸及烟酰胺广泛存在于食物中,动物性食物主要是烟酰胺,植物性食物主要是烟酸,动物肝脏、酵母、花生、全谷、豆类及肉类含量较高(表6-16)。玉米中烟酸含量虽然不低,但为结合型,不能直接被人体吸收利用。用碱处理可以将结合型烟酸转化为游离型烟酸从而被机体利用。另外,体内所需的烟酸一部分可由色氨酸转换而来,约60 mg色氨酸可转换为1 mg烟酸。

表6-16　常见食物中烟酸含量(烟酸当量 mg/100 g可食部)

食物名称	烟酸含量	食物名称	烟酸含量
玉米(黄)	3.8	黄豆	10.0
菠菜	1.3	猪肝	20.6
高粱	1.6	大米	4.9
猪肉(肥瘦)	5.8	牛奶	0.8
鸡蛋	4.5	小麦粉	4.8

四、维生素 B_6

维生素 B_6 包括吡哆醇、吡哆醛和吡哆胺,在植物中以吡哆醇和吡哆胺及其磷酸化形式存在,在动物组织中主要以吡哆醛及其磷酸化形式存在。

（一）生理功能

维生素 B_6 在体内主要以辅酶形式参与糖、脂肪和蛋白质的代谢,包括氨基酸的转氨基和脱羧基作用。另外,维生素 B_6 还参与机体造血,维持机体免疫功能。

维生素 B_6 缺乏并不常见,通常与其他B族维生素缺乏同时存在。维生素 B_6 缺乏使得神经系统功能受损,影响一碳单位的生成,合成红细胞的能力减弱,造成巨幼红细胞贫血。维生素 B_6 缺乏还可致眼、鼻与口腔周围出现脂溢性皮炎,并可扩展至面部、前额、耳后、阴囊及会阴等处。长期过量服用维生素 B_6 容易引起血小板聚集和血栓形成,出现神经毒性,包括头痛、头晕、疲劳、视物模糊等(表6-17)。

表6-17　维生素 B_6 的正常功能、缺乏症状和中毒症状

正常功能	缺乏症状	中毒症状
参与糖、脂肪和蛋白质代谢	巨幼红细胞贫血	血小板聚集和血栓形成
参与造血	脂溢性皮炎	头痛、头晕、疲劳
促进其他微量营养素的吸收	影响神经系统功能	视物模糊
维持免疫功能	影响凝血	

（二）食物来源

维生素 B_6 的食物来源很广泛,动植物中均有(表6-18)。含量最高的食物为白色肉类(如鸡肉、鱼肉),其次为肝脏、豆类和蛋黄等。动物性食物的维生素 B_6 生物利用率优于植物性食物。蛋白质摄入量较高时维生素 B_6 的摄入也要相应增加,1 g 蛋白质需要 0.016 mg 维生素 B_6。

表 6-18　常见食物中维生素 B_6 含量(mg/100 g 可食部)

食物名称	维生素 B_6 含量	食物名称	维生素 B_6 含量
金枪鱼	0.50	马铃薯	0.30
牛肝	0.84	西兰花	0.20
鸡肉	0.41	胡萝卜	0.20

五、维生素 B_{12}

维生素 B_{12} 又名钴胺素,是唯一含有金属元素的水溶性维生素。维生素 B_{12} 为红色晶体,在体内以两种辅酶形式存在,即甲基 B_{12}(甲基钴胺素)和辅酶 B_{12}(5-脱氧腺苷钴胺素)。

（一）生理功能

维生素 B_{12} 在体内参与同型半胱氨酸甲基化转变为甲硫氨酸的过程,是神经系统发挥正常功能的物质基础。维生素 B_{12} 同时参与甲基丙二酸-琥珀酸异构化过程,提高了叶酸利用率,为造血过程所必需。

维生素 B_{12} 缺乏时红细胞中 DNA 合成障碍,可诱发巨幼红细胞贫血。维生素 B_{12} 不足可导致蛋氨酸和 S-腺苷蛋氨酸合成障碍,引起神经系统损害,出现精神症状。维生素 B_{12} 缺乏可引起高同型半胱氨酸血症,影响心血管系统功能。维生素 B_{12} 过量未见明显反应(表6-19)。

表 6-19　维生素 B_{12} 的正常功能、缺乏症状和中毒症状

正常功能	缺乏症状	中毒症状
参与甲基化	巨幼红细胞贫血	无明显反应
促进红细胞的发育和成熟	神经系统损害	
保护神经系统功能	高同型半胱氨酸血症	
提高叶酸利用率	慢性疾病风险	

（二）食物来源

维生素 B_{12} 主要来源于动物性食物,肉类、动物内脏、鱼、禽、贝壳和蛋类。乳类含量较低,植物性食物基本不含有(表 6-20)。

表 6-20　常见食物中维生素 B_{12} 含量($\mu g/100$ g 可食部)

食物名称	维生素 B_{12} 含量	食物名称	维生素 B_{12} 含量
牛肝	87.0	金枪鱼	2.6
猪肝	26.0	鸡蛋黄	1.9
鸡肝	16.8	猪肉	0.9
沙丁鱼	9.0	虾	0.7

六、叶酸

叶酸(folic acid)是蝶酸和谷氨酸结合构成的一类化合物总称,为黄色或橙黄色结晶体,易被酸和光破坏。

（一）生理功能

叶酸在体内经还原作用生成四氢叶酸,起着一碳单位传递体的作用,参与嘌呤和胸腺嘧啶的合成,进一步合成 DNA 和 RNA。叶酸参与血红蛋白及甲基化合物如肾上腺素、胆碱、肌酸等的合成。叶酸缺乏时一碳单位的传递受到影响,核酸合成受阻,影响细胞分裂和组织生长,影响红细胞的成熟,造成巨幼红细胞贫血。妊娠早期叶酸缺乏还可引起胎儿神经管畸形。叶酸摄入过量会影响锌的吸收,掩盖维生素 B_{12} 缺乏的早期表现,导致神经系统受到损害(表 6-21)。

表 6-21　叶酸的正常功能、缺乏症状和中毒症状

正常功能	缺乏症状	中毒症状
参与核酸合成	巨幼红细胞贫血	影响锌的吸收
参与氨基酸代谢	神经系统损害	神经系统受损
预防巨幼红细胞贫血	高同型半胱氨酸血症	
参与神经递质合成	胎儿神经管畸形	

（二）食物来源

叶酸广泛存在于各种动植物食物中,鸡蛋、豆类、绿叶蔬菜、水果、动物的肝脏和肾脏等都富含叶酸。经常饮酒、吸烟以及饮用浓茶和咖啡会影响叶酸的吸收。

在室温下储存的食物中,叶酸很易损失,食物中的叶酸经烹调加工后损失率可高达50%～90%。

七、维生素C

维生素C(ascorbic acid)又称抗坏血酸,为一种酸性多羟基化合物,易溶于水。维生素C很容易被氧化,加热或暴露于空气中、碱性溶液及金属离子(铜离子、三价铁离子)都能加速其氧化。

(一)生理功能

维生素C具有较强的还原性,可清除自由基,防止脂质过氧化,在体内发挥还原剂的作用。维生素C还可参与羟化反应,促进胶原蛋白的生成,有利于伤口愈合。维生素C能促进神经递质的合成,促进胆固醇羟化。维生素C能将三价铁离子还原为二价铁离子,促进铁的吸收。维生素C缺乏时主要引起坏血病,表现为毛细血管脆性增加、牙龈肿胀与出血、类骨质及牙本质形成异常、皮肤出现瘀点与瘀斑等。维生素C过量时毒性很小,但服用过多仍可产生一些不良反应,包括尿路结石、渗透性腹泻等(表6-22)。

表6-22 维生素C的正常功能、缺乏症状和中毒症状

正常功能	缺乏症状	中毒症状
抗氧化	坏血病	尿路结石
参与羟化反应	影响铁的吸收	渗透性腹泻
促进神经递质合成	骨质疏松	
解毒		

(二)食物来源

维生素C主要来源于新鲜蔬菜和水果(表6-23),水果中以酸枣、柚子、草莓、野蔷薇果、猕猴桃等含量高;蔬菜中以辣椒含量最多,蔬菜中叶部比茎部含量高,新叶比老叶含量高。豆类及种子不含维生素C,但发芽后可产生维生素C。

表6-23 常见食物中维生素C含量(mg/100 g可食部)

食物名称	维生素C含量	食物名称	维生素C含量
酸枣	900	苜蓿(甘肃)	118
柚子(广东)	110	柿子椒	72
橙	33	西兰花	51

（续表）

食物名称	维生素 C	食物名称	维生素 C
荔枝	41	青菜	45
猕猴桃	62	苦瓜	56
草莓(陕西)	52	大白菜	28~47
苹果	1~6	荠菜	53

第四节　运动与维生素

作为微量营养素之一的维生素,在食物和人体组织中的含量都远远少于糖、脂肪和蛋白质,既不提供能量,也不构建机体,但发挥重要的生理调节作用。如果没有维生素,机体众多代谢反应无法进行,不仅影响正常的生命活动,损害健康,更无法保证运动时的运动能力和运动表现。

一、运动时维生素的代谢特点

运动训练时可加强能量代谢,产生大量自由基,导致机体疲劳。机体能量消耗增加,对维生素的周转率也加快。与之对应的却是胃肠吸收功能出现下降,维生素的吸收不足。

(一)维生素与能量

维生素虽然不提供能量,但能量的产生却和维生素密切相关,常见的有维生素B_1、维生素B_2、维生素B_3、泛酸、生物素等。运动时机体能量消耗增加,既有体能的消耗(如马拉松、铁人三项、帆板、越野滑雪、足球等运动),也有中枢神经系统能量消耗的增加(如棋类、乒乓球、射击等运动),运动人群尤其是竞技运动员要格外关注与能量消耗密切相关的上述维生素的补充。

维生素B_1是糖代谢氧化脱羧的重要辅酶,维生素B_2是生物氧化过程中重要的黄素单核苷酸和黄素腺嘌呤二核苷酸辅酶,烟酸在体内以辅酶Ⅰ和辅酶Ⅱ的形式参与脱氢酶的组成。泛酸作为辅酶A的组成部分参与体内糖、脂肪和蛋白质的代谢,生物素参与脱氢和脱羧反应。当上述维生素缺乏时,机体耗能较多的组织和系统受影响最大,如皮肤、神经系统和消化系统等。因此,当机体能量消耗增加或能量需求增加时,上述维生素的需求也要相应增加。

(二)维生素与红细胞

红细胞是血液中为数最多的一类血细胞,具有运输氧气和二氧化碳的作用。同时,红细胞在酸碱平衡中发挥缓冲作用。红细胞具有重要的免疫功能,包括识别携带抗原、清除循环中免疫复合物、促进吞噬作用等。红细胞的代谢速度快,每120天就要更新一次,对于营养素的需求不同于其他血细胞。

红细胞的发育过程经历了原始红细胞、早幼红细胞、中幼红细胞、晚幼红细胞、网织红细胞等阶段,最终才发育成为成熟的红细胞。其中,维生素 B_6、维生素 B_{12} 和叶酸在红细胞和血红素的合成过程中至关重要。维生素 B_6 不仅催化血红素合成,还参与一碳单位的代谢,影响 DNA 的合成。维生素 B_{12} 和叶酸缺乏时 DNA 合成受阻,骨髓中的幼红细胞分裂增殖速度减慢,停留在巨幼红细胞阶段,形成巨幼红细胞贫血。维生素 E 在红细胞膜上分布丰富,发挥抗氧化作用,保护红细胞,预防溶血。维生素 C 促进铁的吸收,对血红蛋白的合成很重要。

红细胞和血红蛋白的含量和功能对运动人群至关重要,有氧运动对红细胞和血红蛋白的要求更高,但并不意味着其他运动不需要。因为有氧代谢能力是一切运动能力的基础,即使是以无氧代谢为主的运动,其恢复水平高度依赖有氧运动能力。高强度或长时间运动时,红细胞破坏增加导致溶血,出现红细胞功能受损,影响运动能力。因此,任何运动项目的运动员都要认识到红细胞的重要作用,关注与红细胞功能密切相关的营养素。

(三)维生素与抗氧化

运动时尤其是长时间大强度运动时,机体容易产生更多的自由基,出现疲劳。维生素 C 和维生素 E 是机体重要的抗氧化剂,维生素 A、类胡萝卜素和维生素 D 也发挥重要的抗氧化作用。

维生素 C 是机体较强的还原剂,可使金属离子维持还原状态,增加金属酶的活性。维生素 C 能使氧化型谷胱甘肽还原为还原型谷胱甘肽,减少超氧化物的生成。维生素 E 通过与自由基结合,将自由基捕获生成生育酚自由基,减慢脂质过氧化作用。维生素 C 能使生育酚自由基重新还原生成生育酚,协同清除自由基。因此,维生素 E 和维生素 C 构成抗氧化的联合防线,清除体内的自由基。类胡萝卜素通过与单线态氧结合生成类胡萝卜素氧化物,淬灭单线态氧,发挥抗氧化作用。作为谷胱甘肽还原酶的辅酶,维生素 B_2 参与体内抗氧化系统,维持还原型谷胱甘肽的水平。

（四）维生素和免疫

运动员由于大强度训练，机体处于疲劳状态下会出现免疫窗口期，免疫力低下时容易发生感染，维持良好的免疫力对运动员的健康非常重要。

维生素 A 具有重要的免疫作用，通过细胞核内的特异性受体视黄酸受体实现免疫调节作用。同时，维生素 A 促进上皮细胞的完整性，发挥抵抗外来致病因子的作用。维生素 D 也具有重要的免疫调节作用，与维生素 D 受体结合发挥作用。维生素 D 受体在免疫细胞如单核细胞、活化的 T 细胞、活化的 B 细胞上有表达，维生素 D 通过与其受体结合调节机体免疫功能。维生素 E 对维持正常的免疫功能必不可少，通过刺激巨噬细胞和细胞因子的生成，增强机体的吞噬功能。维生素 B_6 促进体内抗体的合成，同时通过参与一碳单位代谢影响机体的免疫反应。

（五）维生素与骨骼和肌肉

骨骼和肌肉是重要的运动系统，良好的骨骼和肌肉功能是运动员实现运动能力的基础。

维生素 D 的功能多样化，具有骨骼系统和非骨骼系统作用。维生素 D 对骨骼系统的作用主要通过调节小肠对钙磷的吸收来影响骨代谢，维生素 D 水平低的运动人群骨密度值偏低，容易出现应力性骨折，严重者会出现骨质疏松。维生素 D 对骨外的作用之一是影响肌肉功能，维生素 D 缺乏会导致肌力下降、损害神经肌肉的协调性。维生素 A 参与软骨内成骨，维生素 K 调节骨组织钙化，同时能介导维生素 D 对骨骼的某些作用。维生素 C 具有促进胶原合成的作用，缺乏维生素 C 时胶原合成障碍，影响骨的生成。

（六）维生素与神经系统

运动时任何动作的完成都是在神经系统的指挥下完成，神经系统功能受损或出现疲劳必将影响运动能力和运动表现。

脂溶性维生素中的维生素 A 是构成视觉细胞内感光物质的成分，将光刺激转成神经信号，在大脑产生视觉。维生素 D 能调节钙离子通道，影响神经传导；维生素 E 具有保护神经系统免受氧化损伤的作用；维生素 K 对神经鞘脂的合成发挥作用。

水溶性维生素中维生素 B_1 缺乏将影响神经血管系统，导致多发性周围神经炎。维生素 B_6 与神经递质的生成有关，包括 5-羟色胺、多巴胺等。长期维生素 B_6 缺乏将导致神经系统受损。烟酸缺乏出现注意力不集中，记忆力下降，严重者出现痴呆。叶酸、泛酸是乙酰胆碱合成所必需的维生素，影响神经系统功能。维生素 B_{12} 缺乏可导致神经脱髓鞘，损害神经系统功能。

二、维生素与运动人群

(一)容易发生维生素缺乏的运动人群

运动人群中较为普遍的是维生素 D 的缺乏或不足。维生素 D 的合成需要紫外线的照射,室内项目运动员缺乏足够阳光照射,导致体内维生素 D 合成不足,容易出现维生素 D 水平低下,如游泳、跳水、体操、羽毛球、乒乓球、排球等运动项目。

低能量摄入的运动员(如体操运动员、控体重或减体重的重量级别运动员等)由于能量摄入受到限制,膳食中脂肪含量低,导致脂溶性维生素摄入受限,因为脂溶性维生素必须溶解在脂肪中才能被人体吸收和利用。膳食中脂肪占总热量的比例少于 10%将增加脂溶性维生素缺乏的风险,膳食中脂肪占总热量的 20%～25%才能满足人体对脂溶性维生素和必需脂肪酸的需求。

素食运动人群由于没有动物性食物的摄入(奶蛋素食者除外),最为典型的是维生素 B_{12} 的摄入不足。因为维生素 B_{12} 主要来源于动物性食物。长期偏食或挑食将导致膳食中缺少一种或多种食物种类,也会增加某些维生素缺乏的风险。

运动人群能量消耗高于普通人,如果长期摄入大量精加工、过度加工食品和低微量营养素的简单糖类食品,将会导致维生素 B_1 的摄入不足。

(二)运动人群维生素的摄入

维生素之间具有相互作用,各种维生素之间要平衡,过多摄入某种维生素会导致其他维生素代谢紊乱。例如,高剂量维生素 E 的摄入会干扰维生素 K 的吸收,拮抗维生素 K 的功能,延缓凝血时间。因此,维生素的摄入要适当。

1. 脂溶性维生素

脂溶性维生素在体内有储备,性质较稳定,不容易排出体外。摄入过少时,机体可动用储存,不会马上出现症状。当大量消耗储存的脂溶性维生素时,就会出现脂溶性维生素缺乏症状。长期摄入过多则易在肝脏蓄积导致毒性作用。

(1)维生素 A:只来源于动物性食物,植物性食物提供的类胡萝卜素在机体转化为维生素 A。维生素 A 的安全摄入量范围较小,和维生素 A 补剂相比,β-胡萝卜素是维生素 A 的安全来源,不会造成中毒。对于用眼较多、容易出现视力疲劳的运动项目如乒乓球、击剑等,运动员要注意维生素 A 的营养,多摄入富含维生素 A 或类胡萝卜素的食物,防止维生素 A 不足影响视力。

(2)维生素 D:主要通过紫外线照射机体合成,充足阳光暴露是保持体内维生素 D 水平最主要的方法。如果阳光暴露不足或饮食摄入不够,可以考虑使用维生素 D 营养补剂。

无论是否使用维生素 D 营养补剂,成人每日维生素 D 总的参考摄入量是 10~50 μg(18~50 岁)。

(3) 维生素 E:机体维生素 E 的缺乏较少,大强度运动后机体产生大量的自由基,增加富含维生素 E 的食物摄入就可以帮助自由基的清除,促进疲劳恢复。过量补充维生素 E 对机体不利,有报道铁人三项运动员比赛之前 2 个月补充 800 U 的维生素 E,与使用安慰剂组的运动员相比,可导致比赛过程中更多的脂质过氧化和炎性反应。

2. 水溶性维生素

水溶性维生素在体内仅有少量的储备,不像脂溶性维生素那样储备较多。如果摄入量长期低于推荐摄入量的 50%,4 周内就会出现边缘性缺乏。膳食中缺乏维生素 B_1,1~2 周后人体组织中的维生素 B_1 含量就会降低。维生素 C 缺乏 30~40 天就会出现症状。

通常,外源性摄入水溶性维生素后 8~14 h 发挥作用,此后如果没有继续补充的话,发挥作用的有效性下降。从这点来看,每日都需要补充水溶性维生素,不能寄希望于一次性大量补充。因为,一次性大量补充水溶性维生素并不能全部吸收,超过人体需求的水溶性维生素最终都从尿液排出。因此,水溶性维生素补充的时间和剂量要考虑。

水溶性维生素的缺乏不是单一维生素的缺乏,通常是多种维生素的缺乏。补充一种维生素并不能解决问题,反而会进一步加重维生素之间比例失衡。对于水溶性维生素的补充,最好的方式就是多种食物合理搭配,发挥出维生素之间的协同作用。

维生素 B_1 和维生素 B_2 的需要量与机体运动类型、运动负荷强度等因素有关。耐久力和神经系统负荷较重的运动项目如游泳、马拉松、体操、乒乓球等需要较多的维生素 B_1 营养。训练可能会增加维生素 B_2 的需要量,尤其对于生长发育期的儿童青少年、控体重、素食的运动人群来说,因为动物性来源的维生素 B_2 比植物性来源的维生素 B_2 更容易吸收。大强度训练期间由于体能消耗比较大,加上饮食结构不合理,运动员维生素 B_1 和维生素 B_2 的消耗较大,如果摄入不足的话,容易引起缺乏。因此,能量需求高时维生素 B_1 和维生素 B_2 的摄入要相应增加,供给量与能量摄入应成正比,维生素 B_1 为 0.5 mg/4.2 MJ(1 000 kcal),维生素 B_2 可以达到 0.6~1.6 mg/4.2 MJ(1 000 kcal)。

(三) 补充维生素营养品的认识

运动员会更多地依赖维生素营养品的补充。有研究发现,81% 的运动员经常有规律地使用维生素营养品,日常生活中也有很多人经常性地补充维生素营养品。如何看待这种现象呢?

1. 食物补充优于营养补剂

维生素众多,每种维生素都有自身的作用,功能各异。维生素营养品往往成分单一,即使是复合维生素片,也不能囊括所有的维生素。食物却不同,虽然一种食物不能包括所有的维生素,但人们摄入不止一种食物,而是多种食物组成的膳食,能保证多种维生素的摄取。当然,长期只摄取感兴趣的食物(偏食或挑食),必然导致某些维生素摄入不足,带来健康问题。

对于运动员来说,补充维生素营养品有可能导致兴奋剂阳性事件的发生。运动员有责任和义务确保摄入体内的所有物质不含违禁成分。需要注意的是,任何营养品在生产过程中,除了营养补剂的成分外,不能含有违禁物质,但不能确保营养补剂在生产、包装和销售的过程中没有被违禁物质污染。这些非补剂本身以外的违禁物质如果出现在营养补剂中,同样会导致运动员兴奋剂阳性事件的发生。因此,对于运动员来说,要考虑到使用营养补剂可能带来的风险。

2. 维生素营养品补充的注意事项

补充维生素营养品看似可以解决维生素不足的问题,但需要运动员知道自己缺乏的是哪些维生素,有针对性地补充才能发挥作用。实际情况却是,本来可以从食物中获取的维生素却被很多人忽略了,取而代之人工合成的维生素。人们往往低估或轻视了食物的力量,因为食物太普通和太常见了,总觉得营养品才是营养之道。面临的问题却可能是:①补充的种类不对;②重复补充;③过量补充;④不能吸收;⑤中毒。结果可能是花了不菲的价格,那些不能吸收的维生素都从机体排出,产生了最昂贵的尿液;要么就是对身体产生毒害。

维生素的需求量非常少,足量就够,并不是多多益善。富含维生素的食物能对身体起到保护作用,而不是维生素补充剂。膳食营养素推荐摄入量就足以保证所对应的个体营养素摄入充足,长期摄入既不会导致营养过剩,也不会导致营养缺乏,维生素也不例外。

因此,最为安全和有效的维生素补充就是来自多样化的食物。

本章小结

(1)维生素是维持人体生命过程所必需的低分子有机化合物,根据溶解性可分为脂溶性维生素和水溶性维生素。

(2)维生素主要以辅酶或辅基形式参加各种酶系统工作,在中间代谢的许多环节中都起着重要的作用。

(3)维生素对于运动员而言,不仅是维持健康所必需,有可能还直接影响人体的运动能力。

思考题

1. 维生素的主要生物学功能是什么?

2. 维生素按其溶解性可分为哪两类? 分别包括哪些维生素?

3. 与运动能力关系比较密切的维生素都有哪些? 有何作用?

第七章

运动与能量

本章提要 ●‥‥‥‥‥‥‥‥‥‥‥‥‥‥‥‥‥‥‥‥‥‥‥‥‥‥‥‥‥‥‥‥

能量是维持正常生命活动的基础,亦是维持人体运动能力的重要前提。本章主要介绍能量的基本概念、能量消耗、能量需要量及供给,运动中的能量来源及其与运动能力的关系。

第一节 | 能 量

一、能量系数

国际上通用的能量单位是焦耳(joule),营养学上通常用千卡(kcal)作为能量的单位,两者之间的换算关系为 1 kcal = 4.184 kJ、1 kJ = 0.24 kcal。营养学上常用千焦(kJ)或兆焦(MJ)作为能量的单位。

人体从事任何生命活动都需要消耗能量,这些能量必须从每日所摄取的食物中来。食物中的糖、脂肪和蛋白质可以提供能量,水、无机盐和维生素不提供能量。1 g 糖、脂肪和蛋白质在体内氧化产生的能量分别是 16.9 kJ (4 kcal),16.7 kJ (4 kcal) 和 37.7 kJ (9 kcal),称之为能量系数。此外,1 g 乙醇也可以产生 29 kJ (7 kcal) 的能量。

二、食物能量的计算和比较

食物中的糖、脂肪和蛋白质可以提供能量,称为能量营养素或产能营养素,水、无机盐和维生素不提供能量。因此,食物中含有产能营养素越多,提供能量的能力越强,该食物称为高热量的食物,如奶油蛋糕、油炸点心等。如果食物以水、无机盐或维生素为主,那么提供的能量低,该食物属于低热量的食物,如黄瓜、冬瓜等。

糖、脂肪和蛋白质中脂肪的能量系数最高,是糖和蛋白质的两倍多。因此,如果一种食物含脂肪越多,则能量越高,如猪油、玉米油等主要成分就是脂肪,因此,属于高热量的食物。

根据食物所含糖、脂肪和蛋白质量的多少可以计算该食物含有的能量。例如,由表7-1提供的数值,将食物所含糖、脂肪和蛋白质的含量分别乘以各自的能量系数就可以得到该种食物所能提供的能量。最终得到每 100 mL 全脂牛奶的能量为333.01 kJ (78.6 kcal),每 100 mL 脱脂牛奶的能量为 156.23 kJ (37.2 kcal)。由于脱脂牛奶中去除了脂肪,脂肪的能量系数最高,故脱脂牛奶所提供的能量要低于等量的全脂牛奶提供的能量。

表 7-1　食物营养成分和能量

食物举例	营养成分/能量	数值	食物举例	营养成分/能量	数值
全脂牛奶 (100 mL)	糖	5.5 g	脱脂牛奶 (100 mL)	糖	5.5 g
	脂肪	4.6 g		脂肪	0 g
	蛋白质	3.8 g		蛋白质	3.8g
	能量	333.01 kJ (78.6 kcal)		能量	156.23 kJ (37.2 kcal)

第二节　能量消耗

人体每日的总能量消耗(total daily energy expenditure,TDEE)包括基础代谢、身体活动和食物热效应这 3 个方面(图 7-1),儿童青少年包括生长发育的能量消耗,妊娠期和哺乳期女性包括胎儿发育及泌乳的能量消耗。正常情况下基础代谢占总能量消耗的比例最高,可以达到 60%~70%;身体活动所占能量消耗比例的变化最大,为 15%~30%;食物热效应通常占总能量消耗的 10% 左右。

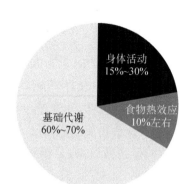

图 7-1 人体能量消耗的组成

一、基础代谢

(一) 概念

基础代谢(basal metabolism,BM)指人体处于清醒、安静、放松和空腹状态下(禁食 12 h 后),在 18~25 ℃环境温度下的能量消耗。此时的能量仅用于维持体温和呼吸、血液循环及其他器官的生理需要,是维持生命的最低能量消耗,称为基础能量消耗(basal energy expenditure,BEE)。BEE 值受体表面积和体重的影响,故提出基础代谢率的概念。基础代谢率(basal metabolic rate,BMR)指人体处于基础代谢状态下,每小时每平方米体表面积(或每公斤体重)的能量消耗,单位为 kJ(kcal)/(m² · h)或 kJ(kcal)kcal/(kg · h)。

由于基础代谢率的测定条件比较苛刻,世界卫生组织于 1985 年提出用静息代谢率代替基础代谢率。静息代谢率(resting metabolic rate,RMR)指静息时维持身体正常功能和调节平衡等代谢过程的总和,测定时只需要全身处于休息状态,禁食仅需要 4 h(排除食物热效应的作用)。通常,RMR 值高出 BMR 值 10%,计算时要予以扣除。

(二) 影响基础代谢的因素

人体的基础代谢受到很多因素影响,不仅个体之间存在差异,自身的基础代谢水平也常有变化,影响人体基础代谢的因素主要有以下几个方面。

1. 年龄

年龄越小者基础代谢水平越高,这和生长发育时新生组织的合成有关。成年后随年龄增长基础代谢水平不断下降,30 岁以后每 10 年降低约 2%,60 岁以后下降更多,这和瘦组织的丢失有关,因为年龄越大者瘦组织丢失越明显。

2. 身体成分

人体瘦组织(包括肌肉、心、脑、肝、肾等)消耗的能量占基础代谢的 70%～80%,高于脂肪组织。所以瘦组织尤其肌肉越发达者,基础代谢水平越高。男性瘦组织普遍高于同年龄女性,从而使得男性基础代谢水平普遍高于女性 5%～10%。

3. 体表面积

体表面积越大者散发热量越多,表现为同等体重情况下瘦高者基础代谢水平高于矮胖者;或者同等身高情况下体重越大者基础代谢水平高于体重越轻者。体表面积相同的情况下,瘦组织越多者基础代谢的水平越高。

4. 身体状况

甲状腺功能亢进时基础代谢水平增加,甲状腺功能减退或黏液水肿者往往基础代谢水平下降。此外,女性处于不同生理周期时基础代谢水平会出现波动,通常黄体期的基础代谢水平略高于卵泡期。

5. 环境、饮食和其他

炎热或寒冷环境下基础代谢水平都会增加,寒冷环境下基础代谢水平升高更明显。禁食、饥饿或少食时基础代谢水平会相应降低,尼古丁和咖啡因可以使基础代谢水平升高。人体处于发热、创伤或心理应激时基础代谢水平都会增高。

二、身体活动

(一)概念

人除了睡眠,总要进行各种身体活动。身体活动(physical activity,PA)指骨骼肌收缩引起能量消耗的活动,包括职业活动、交通出行活动、家务活动和休闲活动。身体活动不等于运动、体育活动、锻炼、体力活动,身体活动包括所有类型、各种强度、各种范畴的活动,人们在一天当中出于不同目的做的各种各样的活动都是身体活动。

通常,身体活动所消耗的能量占人体总能量消耗的 15%～30%,但会随人的身体活动量的增加而增加。这是能量消耗组成中变化幅度最大,也是人体控制能量消耗、保持能量平衡、维持健康最重要的组成部分。

(二)身体活动水平

身体活动所消耗能量与身体活动量有关,身体活动量受身体活动强度、时间、频率影响,活动时间越长或强度越大时,消耗能量越多。做相同的运动时肌肉越发达者或体重越重者,所消耗的能量也越多。身体活动水平(physical activity level,

PAL)是将身体活动进行量化的一种表达形式,用来估计人体总能量消耗情况。

身体活动水平取决于身体活动量和基础代谢率,由于基础代谢率在一段时间内相对稳定,身体活动量的大小可以直接反映身体活动水平的高低。根据个体24 h总能量消耗(TEE)与该个体24 h基础能量消耗(BEE)的比值可以推算出每日身体活动水平。

$$PAL = \frac{总能量消耗}{基础能量消耗} = \frac{TEE}{BEE}$$

根据PAL值可以对身体活动水平进行分级,具体见表7-2。

表7-2　身体活动水平分级(按PAL值)

身体活动水平	工作内容举例	PAL值	
		男	女
轻	办公室工作、修理电器钟表、售货、酒店服务、化学实验操作、讲课等	1.55	1.56
中	学生日常活动、机动车驾驶、电工安装、车床操作、金工切割等	1.78	1.64
重	体育运动、非机械化农业劳动、炼钢、舞蹈、装卸、采矿等	2.10	1.82

(三)代谢当量

代谢当量(metabolic equivalent,MET)音译为"梅脱",是国际通用的身体活动等级衡量标准。1 MET为一个人在安静坐位状态下的氧气消耗量(每千克体重每分钟消耗3.5 mL氧气,即3.5 mL /(kg·min),相当于每小时每千克体重消耗1 kcal的能量1 kcal/(kg·h),或者每分钟每千克体重消耗0.167 kcal的能量0.016 7 kcal/(kg·min)。1 MET的活动强度,大约相当于健康成人安静坐着时的代谢水平。MET值越大说明活动的强度越大,能量消耗越高(表7-3)。如5 MET的活动能量消耗高于2 MET,消耗的能量分别是安静坐位状态下的5倍和2倍。

表7-3　MET值对应的身体活动强度

MET值	身体活动强度	活动举例
≤1.5	静态	久坐,看手机
1.6～2.9	轻强度	自然行走,整理房间
3～5.9	中强度	广场舞,上楼梯
≥6	高强度	引体向上,跳绳

三、食物热效应

（一）概念

食物热效应（thermic effect of food，TEF）又称食物特殊动力作用（specific dynamic action，SDA），是人体摄食过程中所引起的额外能量消耗。食物热效应由两部分组成：一是必需的生热作用，用于对食物中营养素的消化、吸收、代谢转化；另一个是临时性的生热作用，在食物摄取过程中由交感神经系统的活动及对代谢的刺激作用所致。食物热效应的这部分能量不能用来做功，全部以热量的形式散发，同时引起体温升高。食物热效应一般在进食后 2 h 达到最高点，3～4 h 后恢复正常。

（二）影响食物热效应的因素

不同的营养素食物热效应也不同。脂肪的食物热效应占总能量消耗的 4%～5%，糖占 5%～6%，而蛋白质的食物热效应特别高，可达 30%，这和营养素在体内消化、吸收和利用程度不同有关。因此，摄入富含蛋白质的食物引起的食物热效应最高，其次是富含糖的食物，最低的是富含脂肪的食物。一般混合食物引起的额外能量消耗为 150～200 kcal，食物热效应占总能耗的 5%～10%。蛋白质吃得越多，能量消耗也越多。运动员的蛋白质摄入量较高，食物热效应通常高于常人，一般按15%计。

进食频率对食物热效应也有影响，进食快者比进食慢者食物热效应要高，进食快时中枢神经系统更活跃，激素和酶的分泌速度快、量更多，吸收和储存的速率更高，其能量消耗也相对更多。

四、生长发育、妊娠及哺乳的能量消耗

婴幼儿、儿童和青少年的生长发育需要能量，用于合成新生组织及储存在这些组织中。妊娠期间，胎儿、胎盘、母体组织都需要额外的能量，哺乳期间产生乳汁以及乳汁中含有的能量都会增加机体对能量的消耗。

第三节　能 量 需 要 量

能量需要量（energy requirement，ER）指维持机体正常生理功能所需要的能

量,低于这个数值将对机体产生不利的影响。联合国粮食及农业组织/世界卫生组织/联合国大学(1985 年)对能量需要的定义是:能长期保持良好的健康状态,具有良好体型、机体构成和活动水平的个体达到能量平衡,并能胜任必要的经济和社会活动所需要的能量摄入量。当然,婴幼儿还包括满足机体生长发育所需的能量,孕妇还包括提供满足胎儿生长的能量。

一、能量消耗量的测定

能量消耗量是确定能量需要量的基础,能量消耗量的测定有直接测热法和间接测热法。

(一)直接测热法

直接测热法(direct calorimetry)的基本原理是在隔热条件下,将人体在整个能量代谢过程中散发的所有能量统一测定,包括人体通过辐射、传导、对流及蒸发 4 种方式散发的能量。测定时,受试者在一个特殊隔热小室中,小室四周被水包围。在小室内做的各类活动所产生的能量都被水吸收,通过仪器可准确测量出一定时间内水的温度变化,计算水吸收的能量,即为人体释放的能量。该方法设备投资大,实际工作中很少用,主要用于科学研究。

(二)间接测热法

间接测热法(indirect calorimetry)的基本原理是测定机体在一定时间内 O_2 的消耗量和 CO_2 的产生量来推算呼吸商(respiratory quotient,RQ),根据相应的氧热价(thermal equivalent of oxygen)间接计算出这段时间内机体的能量消耗。

1. 呼吸商

呼吸商指一定时间内机体 CO_2 的产生量与 O_2 的消耗量的比值。

$$呼吸商 = \frac{CO_2 \text{ 的产生量(mL/min)}}{O_2 \text{ 的消耗量(mL/min)}}$$

糖、蛋白质、脂肪氧化时,它们 CO_2 的产生量和 O_2 的消耗量各不相同,三者的呼吸商也不一样,分别为 1.00、0.80、0.71。在日常生活中,人体摄入的都是混合膳食,呼吸商为 0.7~1.0,为 0.85 左右。若摄入食物主要是糖,则呼吸商接近于 1.00;若主要是脂肪,则接近于 0.71。

2. 氧热价

食物的氧热价指将某种物质氧化时,消耗 1 L O_2 所产生的能量称为该物质的氧热价,氧热价在能量代谢方面具有重要意义。表 7-4 列出了三大产能物质的氧热价和呼吸商。

表 7-4　产能营养素的氧热价和呼吸商

营养物	耗氧量（L/g）	CO_2 产量（L/g）	氧热价（kJ/L）	呼吸商（RQ）
糖	0.83	0.83	21.0	1.00
蛋白质	0.95	0.76	18.8	0.80
脂肪	2.03	1.43	19.7	0.71

实际应用中，因是混合膳食，此时呼吸商相应的氧热价（即消耗 1 L O_2 产生的能量）为 20.2 kJ（4.83 kcal），只要测出一定时间内 O_2 的消耗量即可计算出受试者在该时间内的产能量，即产能量 = 20.2（kJ/L）× O_2 的消耗量（L）。

二、能量需要量的推算

直接测热法和间接测热法都对实验设备有要求，实验室测试时的理想状态也与人体实际生活有出入。因此，采用简便的推算法更容易使用和推广。

人体能量需要量的推算有以下几种方法：

1. 联合国粮食和农业组织按下式粗略计算人体每日能量需要量（kJ）

男子　每日能量需要量 = 体重（kg）× 192

女子　每日能量需要量 = 体重（kg）× 167

并按劳动强度不同分别用不同的系数进行调整，轻体力劳动、积极活动和剧烈活动的调整系数分别为 0.9、1.17 和 1.34。

2. 身体活动水平

身体活动水平（PAL）是每日总能量消耗（TEE）与基础能量消耗（BEE）的比值。因此，每日能量需求可以通过 PAL 与 24 h 基础能量消耗的乘积获得，即 TEE = PAL × BEE。

中国人群平均体重 BEE 值，女子为 21.2 kcal/kg，男子为 22.3 kcal/kg。通过体重获得 BEE 值，就可以计算每日能量需求。PAL 越高说明身体活动量越大，能量消耗越大，需要摄入的能量也越多。

3. 由膳食摄入量与体重变化推算能量需要量

正常人的能量需要与其食欲相适应，此间体重保持相对稳定。如果能准确计算一定时期（≥15 d）摄入的能量，并观察体重的变化。当体重保持不变时，就表示摄入的能量与消耗的能量相等；如果体重减轻，则表示能量摄入不足；反之，则表示能量摄入过剩。此方法可靠，且简便易行。

4. 查阅中国居民膳食营养素参考摄入量(附录 1)

结合不同年龄、性别和体力活动水平,可以获得该个体的能量需要量的推荐值。

第四节 | 能 量 平 衡

理想状况下人体的能量消耗应与能量摄入相当才能达到能量平衡(energy balance),如果长期能量摄入超过能量消耗将出现能量过剩,易导致肥胖;长期能量摄入低于能量消耗,将出现能量负亏空,出现能量缺乏。

一、能量负平衡

(一)原因

当能量摄入不及能量消耗时,可能源于以下几种情况。

(1)能量摄入绝对不足,如饥饿、限制饮食、禁食等,往往出现在节食减肥人群,人为减少食物摄入量将导致能量负平衡;或者贫困人群,由于经济或社会原因无法获得充足食物。

(2)能量摄入正常,但能量消耗更高,表现为能量的相对不足。例如,甲状腺功能亢进患者,由于甲状腺素分泌异常增加,机体基础代谢增加,最终表现为吃得多但仍然持续消瘦。

(二)危害

无论能量是属于绝对不足还是相对不足,此时机体都会调动和利用自身的能量储备,甚至分解自身组织,以维持生命活动的能量需求。

人体如果长期处于能量不足或饥饿状态,则会出现消瘦、免疫力低下,容易生病。如不采取有效措施,进一步则会导致多器官功能受损甚至衰竭,严重者最终危及生命导致死亡。

如果儿童青少年长期处于能量负平衡状态,生长发育会受到影响甚至停止,表现为身高和体重都低于同龄人。

二、能量正平衡

(一)原因

能量正平衡即能量摄入超过能量消耗,意味着能量过剩,有以下两种情况。

（1）以能量摄入增加为主型，这种情况多出现在食欲旺盛、无法控制食欲、过度进食或饮食结构、饮食行为不合理的人群。

（2）以能量消耗降低为主型。其中以身体活动水平下降最为典型，表现为以静态生活方式为主，包括减少家务活动、出行以车代步、缺乏体育锻炼等。随着年龄增加，基础代谢水平下降。此时如果保持原有的进食量，就会出现能量摄入超过能量消耗，出现能量过剩。

（二）危害

多余的能量会转化为脂肪在体内储存，每额外摄入 14 644 kJ（3 503 kcal）的能量就会储存大约 0.45 kg 的脂肪。因此，能量过剩的后果就是超重和肥胖。

目前有研究发现，肥胖是诱发多种慢性疾病的因素，包括心血管疾病、糖尿病、高血压等，同时其对呼吸系统、肝胆系统、生殖系统等都会产生影响。幼年期的肥胖还会对成年后的健康状况产生负面影响，母亲肥胖会影响到胎儿的发育及出生后慢性疾病的发病率。此外，肥胖者容易出现抑郁、焦虑等情绪障碍。

因此，能量平衡对于机体保持健康，维持正常生理功能十分重要。

三、能量平衡

能量平衡取决于能量摄入与能量消耗之间的关系。对于健康成人，能量摄入要符合能量消耗的实际情况。增加身体活动水平，有助于增加能量消耗，减少能量过剩。

（一）能量摄入

1. 我国居民膳食能量推荐摄入量

中国营养学会提出了适合我国不同年龄男性和女性居民的膳食能量推荐摄入量。根据我国居民饮食习惯，推荐成人糖摄入量占总能量供给的 50%～65%，脂肪占 20%～30%，蛋白质占 10%～15%。年龄越小，脂肪和蛋白质所占供能的比例可适当增加，成人脂肪摄入比例一般不超过 30%。

2. 三餐的能量分配

三餐的能量分配要合理，一般早、中、晚餐的能量分别占一天总能量的 30%、40%、30%。早餐避免过于简单或不吃，有食欲者，早餐摄入的能量比例还可增高。尽量减少晚餐能量的摄入，除特殊职业外不建议晚上加餐。老人、小孩和孕妇及哺乳期女性可以实行一日多餐或少量多餐。

3. 食物搭配

人体能量的来源主要是糖、蛋白质和脂肪，这三类营养素普遍存在于各种食物中。中国居民平衡膳食宝塔建议我国居民食物的摄入量从高到低排序：谷薯类居第一位,蔬菜和水果第二位,鱼、禽、肉、蛋等动物性食物第三位,奶类和豆类食物第四位,油脂类第五位。

(二)身体活动

1. 身体活动与健康

适量的身体活动有助于增加能量消耗,维持身体健康,降低超重或肥胖及多种慢性疾病的发病风险。身体活动不足或缺乏身体活动对健康不利,也是慢性疾病的重要诱发因素之一。目前,身体活动不足是全球第 4 位死亡原因,造成 6% 的死亡,仅次于高血压(13%)和烟草使用(9%),其风险水平与高血糖(6%)相同。全球每年约有 320 万人因缺乏身体活动而死亡,身体活动不足是乳腺癌、结肠癌、糖尿病和缺血性心脏病的主要病因。因此,世界卫生组织建议,人们日常身体活动水平应该达到其每日静息代谢率平均值的 1.75 倍。

2. 身体活动建议

美国运动医学学会(American College of Sports Medicine,ACSM)建议,各个年龄段的人群都应该天天运动,维持能量平衡和健康体重。推荐成人每周应至少参加 150 min 中等强度或 75 min 高强度的运动,累计 150 min 以上,平均每日活动步数 6 000 步,减少久坐时间。

为了科学指导我国不同年龄人群及慢性疾病患者身体活动,提升全人群身体活动水平,2021 年我国提出了适合中国不同人群的身体活动指南。《中国人群身体活动指南(2021)》提出"动则有益、多动更好、适度量力、贵在坚持"4 条总则,涵盖所有年龄的人群,同时根据不同健康状况,有针对性地进行身体活动。我国学者于 2022 年创编了中国第一版《健康成年人身体活动汇编》为国人有针对性开展身体活动提供了参考。

第五节 | 运 动 与 能 量

一、运动员的能量与运动

能量是保证运动员完成运动训练和比赛的重要前提。体重是衡量运动员能量平衡与否的常用指标,通过体重的变化可以反映机体能量平衡的状况。保持体重稳定对于运动员维持日常训练和比赛非常重要。体重的稳定意味着能量平衡,有利于训练强度的增加、疲劳恢复和提高运动表现。体重的剧烈波动意味着机体能量平衡被打破,体重下降往往与机体促进分解的激素如皮质醇、肾上腺素等分泌增加,糖原消耗,蛋白质分解,水分丢失有关。

当然,运动项目不同对体重的要求也不同,有些项目运动员需要增加体重,通过体重获得该项目的运动优势。例如,铁饼、铅球等项目运动员体重越大越有利于成绩的提高。因此,这些项目运动员要通过多摄入食物来增加体重。

有些项目恰好相反,过高的体重不利于克服重心完成技术动作,同时为了通过良好的身体外形获得更高评分,运动员希望体重较轻,如跳水、体操、花样滑冰等,因此,这些运动员平时饮食摄入受限,通过能量负平衡达到减轻或控制体重。

二、能量可利用性

(一)概念

能量可利用性(energy availability,EA)指膳食能量摄入减去运动时去脂体重(fat-free mass,FFM)的能量消耗。能量可利用性也称能量可利用率,是运动表现的一个重要概念,具体计算公式是每日能量摄入减去相对瘦体重的运动能量支出,即每千克去脂体重在运动期间消耗的能量之后剩余的能量。EA 达到 45 kcal/(kg FFM · d)时为正常,低于 30 kcal/(kg FFM · d)时为低能量可利用率(low energy availability,LEA)。

产生低能量可利用率的原因有能量摄入过低、总能量消耗过高或者两者兼有。低能量可利用率通常发生在能量摄入降低和(或)运动负荷增多的时期,这会引发身体自我调整,导致能量支出的减少。

(二)危害

处于低能量可利用率情况下,身体试图通过关闭或减弱身体中不必要的生理功能来保存能量,这会导致激素环境的改变,静息代谢率减少。能量可利用率的降低往往伴随着静息代谢率的降低,以此使机体达到一种新的能量平衡状态,或者在更低能量摄入下达到体重的稳定状态。但这种状态不足以维持身体功能的健康水平,出现激素水平、代谢水平和功能特征的紊乱,对机体产生长远的影响。

在一些高风险运动项目中,低能量可利用率在男女运动员中均有发生。低能量可利用率不是女运动员的专利,同样会改变男性运动员的内分泌功能并直接或间接影响其骨质健康。

三、运动员的能量推荐摄入量

通常,运动员每日的能量消耗为 14 644～18 410 kJ (3 500～4 400 kcal)。运动项目不同,运动员的能量消耗变化幅度也不一样。棋类、射击等项目能量消耗相对较少,为 8.4~11.76 MJ(10.08 MJ),即 2 000~2 800 kcal(2 400 kcal);而马拉松、铁人三项等项目能量消耗较大,通常超过 4 700 kcal。因此,运动员的能量推荐摄入量与运动项目有关,差异较大(见附录 4)。

一般我国运动员能量、营养素摄入量的推荐建议以下几点:

(1)蛋白质摄入占总能量的 12%~15%,力量项目运动员的摄入量占总能量的比值可增加到 15%~16%,其中优质蛋白至少占 1/3。

(2)脂肪摄入占总能量的 25%~30%,游泳和冰上项目运动员的摄入量占总能量的比值可增加到 35%,饱和脂肪酸、多不饱和脂肪酸和单不饱和脂肪酸的比例为 1:1:(1~1.5)。注意控制饱和脂肪酸的摄入量。

(3)糖类摄入占总能量的 55%~65%,耐力项目运动员的摄入量占总能量的比值可以增加到 70%,但应注意增加谷薯类等食物的摄入。

由于运动员的能量需要个体差异较大,具体应用时应注意观察运动员体重和体脂的变化加以调整。根据运动员体重及活动水平等级,查阅表 7-4 数据可以估算运动员每日能量需要量。

表 7-4　运动员每日能量需求量的估算

活动等级	活动等级举例	运动员举例	每日能量需要量（kcal/kg）	
			女	男
静息或低强度	坐或站立(如办公室工作、轻微家务活动看电视等)	运动员处于损伤后恢复期	30	31
3~5 天/周中等强度运动或低强度间隔短的运动/天	业余网球(单人 1~1.5 h/隔日);棒球、垒球或高尔夫 2.5 h/d,每周 5 天	棒球手、垒球手、高尔夫选手、业余网球选手	35	38
每日训练数小时,5 天/周	每日游泳 6 000~10 000 m 加上部分抗阻训练;2~3 h 基础和专项训练/天	游泳运动员、足球运动员	37	41
几乎全天的严格训练	为了维持肌肉量进行每周 10~15 h 的抗阻训练;每日游泳 7 000~17 000 m 加每周 3 次的抗阻练习	健美者的维持期,大学或职业篮球、美式橄榄球运动员,精英游泳运动员,英式橄榄球员	38~40	45
	铁人三项的训练	非精英铁人三项运动员	41	51.5
极端严格训练	每日跑 24 km 或相当量	优秀长跑运动员,公路自行车手,铁人三项运动员	大于或等于 50	大于或等于 60

本章小结

（1）人体内主要的产能营养素有糖类、蛋白质、脂肪，三者的能量系数分别为16.9 kJ（4 kcal）、16.7 kJ（4 kcal）、37.7 kJ（9 kcal）。

（2）人体的能量消耗包括基础代谢、体力活动和食物热效应3个方面，为了达到能量平衡，人体每日摄入的能量应恰好能满足这3个方面的需要。

（3）不同年龄段的人群的能量供给可以参见中国营养学会制定的膳食推荐摄入量。三餐的能量分配要合理，一般早、中、晚餐的能量分别占一天总能量的30%、40%、30%为宜。推荐成人糖摄入量占总能量供给的50%～65%，脂肪占20%～30%，蛋白质占10%～15%。

（4）运动员的能量摄入根据运动项目的需求，结合运动强度加以灵活应用。

思考题

1．何谓能量系数？有何实践意义？

2．人体的能量消耗由哪些方面组成？受哪些因素影响？

3．试述能量营养与运动能力有何关系？

应用篇

第八章

运动人群的营养策略

本章提要 ●••

　　合理营养是运动员身体健康、运动能力提升的重要物质基础。运动员在日常训练中要平衡膳食，比赛期要遵循比赛特点合理安排膳食。本章主要介绍运动人群日常训练和比赛期的合理营养，包括赛前、赛中、赛后所要注意的营养问题和策略，为运动人群在比赛时发挥出最佳状态提供帮助。

第一节 | 运动人群的合理营养

一、运动人群合理营养的意义

　　合理营养指平衡和全面的营养。合理营养包括两方面的内容，一是满足机体对各种营养素和能量的需求，二是各营养素之间比例要适宜。合理营养可维持人体的正常生理功能，促进生长发育，改善健康状况，提高人体免疫力，增强机体的抗病能力。

　　合理营养要通过合理膳食来实现。合理膳食也称平衡膳食，指膳食营养在满足机体需要方面能合乎要求。要求膳食中所含有的营养素数量充足、种类齐全，比例适当。膳食中的营养与机体消耗的需要之间要保持平衡。

　　长期不合理营养，人体将会出现营养不良，包括营养缺乏和营养过剩两个方面。营养缺乏指某种或多种营养素缺乏，营养素的缺乏会产生相应的疾病。与之对应的是营养素摄入过多引起的营养过剩性疾病，最典型的是高糖、高脂肪和高蛋白质的摄入引起能量过剩，从而导致肥胖。

不同年龄、不同性别和不同生理状态下机体对营养素和能量的需求有差异,合理膳食的要求也不同。运动人群在运动训练过程中,往往伴随着能量和某些营养素的大量消耗。合理营养可以提供全面而均衡的营养素,使体内有充足的营养储备,维持良好的运动状态,发挥运动训练的良好效果。因此,运动人群要格外注意合理膳食。

二、运动人群平衡膳食的基本要求

(一) 膳食中各营养素的构成要合理

就热能平衡而言,合理膳食要求热能摄入和消耗量之间、三大产能营养素之间及三餐热量分配比例之间要平衡。

能量的摄入与能量的消耗要平衡,能量来自食物中的糖类、脂肪和蛋白质。膳食中三大产能营养素占总热量的比例为蛋白质占 10%～15%,脂肪占 20%～30%,糖占 50%～65%。可根据具体情况适当调整比例,特殊情况者可超过此范围,如降体重期间膳食中蛋白质的比例可达 18% 以上,增肌期间也要强化蛋白质的摄入。

从营养素角度来看,膳食中蛋白质的提供既要保证数量,更要保证质量,优质蛋白质至少占 1/3。动物蛋白和植物蛋白要均衡,避免过多动物蛋白摄入导致脂肪摄入过多。人体所需的必需脂肪酸都是不饱和脂肪酸,在植物油中含量较高,所以平衡膳食除了维持脂肪供能的比例,还应增加不饱和脂肪酸的摄入。通常必需脂肪酸应占总热量的 2%,每日脂肪摄入中植物性脂肪应占 40%,而且植物油的摄入量要大于 10 g 才能维持不饱和脂肪酸和饱和脂肪酸的平衡。糖的摄入中要避免过多单糖食物的摄入,以富含膳食纤维的复杂糖类的摄入为主,避免能量过剩。

(二) 合理的膳食制度

运动人群应养成良好的进餐习惯,定时进餐,饮食有节。

第一,进食的时间和餐次应有规律,定时进餐可使胃肠道和大脑皮层形成良好的生物节律和条件反射,促进食物的消化吸收。一般建议早餐在 6:30～8:30、中餐在 11:00～13:00,晚餐在 18:00～20:00。早晨不建议空腹运动,一般以餐后 1～2 h 再进行运动较好,以免影响胃肠道供血,不利于消化。运动后由于胃肠道功能受抑制,食欲下降,建议至少休息 1 h 后再进餐。避免暴饮暴食,偏食或挑食,长期偏食或挑食会使机体营养素摄入失衡,导致营养不良。同时,减少重口味食物的摄入,减少过多油、盐和糖的摄入。

第二,三餐分配要合理,一般早、中、晚餐的能量分配为 30%：40%：30%,早餐要吃好,中餐要吃饱,晚餐要吃少。早餐非常重要,不仅要吃,而且要注意糖和蛋白质的摄入以提供能量,并具有饱腹感,避免过早出现饥饿。长期不吃早餐导致胆汁淤积,容易患胆结石。晚餐不仅量要控制,要少吃,尤其要减少高脂肪和高蛋白食物的摄入,避免能量过剩。运动人群可以根据具体情况加以调整,可以在运动前适量加餐,以容易消化吸收、不增加胃肠负荷的食物为主,如酸奶、能量棒、香蕉等。运动后即刻补充容易消化的运动饮料或果汁。

三、运动员的平衡膳食营养指南

和普通人群相比,运动员营养素和能量消耗相对比较大。因此,运动员的平衡膳食要求食物的数量和质量满足需要,膳食应当营养平衡和多样化,且易于消化吸收。食物应当是浓缩的,营养密度高、体积重量小,不增加胃肠负荷。食物要具有良好的感官性状,色、香、味俱全,能够引起食用者的食欲。

研究发现,运动员普遍存在以下膳食问题:①对主食的重视程度不够,谷类食物吃得较少,有的运动员甚至根本不吃主食,单纯吃菜肴类食品,尤其肉类吃得较多。②用餐比较重视口味,喜欢油炸食物,忽略营养搭配。③不吃早餐或早餐质量不高。④有的运动员不重视正餐,喜欢吃零食。⑤认为营养品的营养价值高于食物,过多使用营养品,忽略正餐。

因此,提出中国运动员的平衡膳食指南。具体内容为:①食物多样,谷类为主,营养平衡。②多吃蔬菜、水果、薯类、豆类及其制品。③鱼禽蛋肉要适量,少吃烟熏制品;适当增加奶类及其制品。④控盐限酒,减少油和糖的摄入。⑤食量和运动量平衡,保持适宜的体重和体脂。⑥足量饮水,根据运动目的和需求,合理选择营养品。

依照上述建议,能够保证运动员的健康和运动能力不会因为膳食不合理而受到影响。

第二节　运动人群日常训练的营养策略

一、日常训练的营养原则

（1）膳食组成以充足的能量摄入为原则,以保证机体有足够的体能完成日常训练。大运动量训练期间,可增加食物总量或加餐,满足能量需求。

（2）食物的数量和质量应满足需要，食物应当营养平衡和多样化，易于消化吸收。谷类和薯类、蔬菜（叶菜类、瓜茄类、鲜豆类、菌藻类等）和水果类、蛋、奶、豆类及其制品、肉类（畜肉、禽肉、鱼类、水产品）食物都应该摄入，不应偏食和挑食，也忌暴饮暴食。

（3）食物要具有良好的感官性状，色、香、味俱全，能够引起食用者的食欲。

（4）一日三餐食物的能量分配应根据训练任务来安排。一般早餐、午餐、晚餐的热能分配大致为 30%、40% 和 30%。上午训练时，早餐应有充足的主食和蛋白质的摄入；下午训练时，午餐要加强，但要注意胃肠道的负荷不可过重；晚餐的热能不宜过多，以免能量过剩，同时影响睡眠。

（5）根据训练时间合理安排一日三餐就餐时间。进食时间与训练时间要有一定间隔，要符合胃肠消化功能的特点。就餐后休息 1 h 以上才能进行训练，运动后休息 30 min 以上再就餐。运动后切忌暴饮暴食，不要饮酒。

（6）运动人群应当养成良好的饮水习惯，在训练前、中、后应及时补充水分。建议的液体补充为运动饮料或柠檬水，不要饮用碳酸饮料、含酒精或咖啡因的饮料。

二、日常训练的营养建议

运动人群可以按照合理营养和膳食平衡的原则，参照我国运动员一日能量和营养素摄入量的推荐建议（附录 4），搭配相应膳食。运动人群因项目、体重、性别和运动量大小的不同，在能量和营养素摄入方面有所不同，但都应满足营养平衡的需要。同时，根据运动员的食物分组（附录 5）采取同类互换，即同种食物每日进行相互替换，保证食物的多样化。

举例如下：

一位乒乓球或羽毛球集训队的男运动员，体重为 65 kg，能量需要量为 3 500～4 000 kcal（14.7 MJ），表 8-1 为该运动员一日的食物摄入量，营养素配比基本合理，大致可满足各种营养素的需要。

表 8-1　运动人群膳食搭配举例

食物名称	食物量	食物名称	食物量
主食	500 g（其中米和面粉共占 80%，粗杂粮占 20% 左右）	饮料	500～1 500 mL
		果汁	200 mL
蔬菜	500 g（其中绿叶菜应占 3/5）	牛奶	500 mL（乳糖不耐受者，可用酸奶、豆浆或加用乳酶片）
水果	500 g（其中柑橘类应占 1/2）		

（续表）

食物名称	食物量	食物名称	食物量
肉类	300~400 g（包括畜肉、禽肉、鱼类、水产品、鸡蛋等）	植物油	30 g
豆制品	50 g	精制糖/其他高糖食物	25~50 g
食盐	8~10 g		

其他运动人群可结合项目特点、体重、年龄、性别等情况进行食物调配。对于大多数运动员而言，可以掌握每人一日"五个一"原则，即 1 kg 主食、1 kg 蔬菜、1 kg 水果、1 kg 奶和 1 两豆制品（1 两＝50 g）。

第三节 | 运动员比赛期的营养策略

比赛期营养不同于平时营养，比赛期营养的目的就是在比赛期间最大限度地减少造成运动疲劳和使运动能力下降的影响因素，使运动能力在特定时间段内最大化，助力运动员在比赛时呈现最佳运动表现。围绕着整个比赛期，运动员要从比赛前、比赛中和比赛后全方位予以考虑，防止某一环节的弱化导致体能下降，影响水平的发挥。

一、比赛前营养策略

比赛前的营养原则是以合理的营养补充作为良好体能的保证，否则运动员易出现比赛前身体机能状况不佳，影响比赛成绩。

（一）比赛前总的营养原则

（1）运动员不可空腹参加比赛。

（2）前一餐应在比赛开始前 3~4 h 之前完成。

（3）赛前 30 min 禁食。

（4）运动员赛前所摄食物体积与重量要小，易于消化和吸收。

（5）饮食应具备高糖、适量蛋白质和脂肪的特征。

（6）避免摄入高脂肪或者油炸类食物。

（7）避免摄入易产气和难以消化的食物，如韭菜、萝卜等。

（8）不要改变运动员饮食习惯和就餐时间。

（9）比赛前数日不应更换新的食物。

（10）避免生冷、辛辣食物对消化系统的刺激，引起胃肠道不适。

比赛前补液可以防止机体脱水。运动员通常比赛前 1 h 到达比赛现场，做准备活动。其间可以补水或饮料 400 mL，分次饮用，每次 150～200 mL。不要饮用含碳酸气体或甜度过高的饮料，以免机体产生不适。不宜饮用浓茶和咖啡，产生利尿作用。

（二）比赛前补糖策略

> **案例分析**
>
> 某一马拉松爱好者，比赛前一天由于飞机晚点，半夜 12:00 到达酒店，晚餐在飞机上进食。次日晨起太早，食欲不佳，仅进食一根香蕉。比赛开始后，跑到 16 km 处出现"撞墙"。请分析其原因并提出解决方案。

运动员比赛前补糖既要强化肌糖原的储备，也要注意肝糖原的补充，维持血糖浓度，防止比赛时由于机体糖储备不足造成疲劳，影响竞技表现。

1. 比赛前一周糖的补充

比赛前一周糖的补充主要针对肌糖原的储备，通常采用糖原负荷法来实施，即采用糖饮食与运动相结合，使肌糖原储备大大增加的方法。

具体方法：比赛前一周逐步减小运动量，比赛前一天休息，直接在比赛前 3 天吃高糖膳食（每日 525 g 或 8～10 g/kg）或逐步增加膳食糖至总能量的 60%～70%，并注意全面营养。富含糖的食物主要有谷类、豆类和根茎类，但要避免食用含纤维较多的粗杂粮及易产气的食物。通过这种方法，肌糖原储备可增加 20%～40% 甚至 40% 以上。

现在研究发现，运动员在比赛前 2～3 天高糖膳食的同时减少运动量能使肌糖原储备增加。高水平运动员仅需要一天高糖膳食（10～13 g/kg）就能达到效果。女运动员对于糖原负荷的反应弱于男运动员。另外，女性在生理周期的黄体期糖原合成高于卵泡期，这可能和不同的激素环境有关。

糖原负荷法主要针对耐力性、大量消耗肌糖原的运动项目使用较多，如超过 1 h 的亚极量强度运动或者长时间、高强度的间歇性运动。对短时间力量或速度型运动项目而言，比赛前糖原负荷法的意义不大。运动员比赛前一周除了注意高糖的摄入，还要注意全面营养，以防免疫力下降带来健康问题。

2. 比赛前当天糖的补充

即使运动员已经进行了糖原负荷,也要注意比赛当天糖的补充。特别是上午比赛的运动员,比赛前饥饿或空腹会使运动员肝糖原储备无法得到填补,血糖低下,注意力不集中,影响比赛表现。

(1) 比赛前2~4 h糖的补充:对于超过1 h的比赛,运动员比赛前2~4 h建议摄入200~300 g糖。要求食物营养素密度高,体积小,易于消化吸收,对胃肠道刺激小,既要具有一定的饱腹感,又不给胃肠道带来负荷。

对于容易出现胃肠道不适的运动员,比赛前少量进餐或者摄入轻食、小吃、液体食物都是不错的选择。一般低脂肪、低蛋白质、低纤维的食物不太容易引起胃肠道不适,运动员可以加以选用。

(2) 比赛前30 min~1 h糖的补充:比赛前1 h左右运动员可以摄入一些小吃,包括能量棒、能量胶和运动饮料。作为比赛前最后的糖来源,比赛前即刻补糖有利于提高血糖浓度,以比赛前30 min内补充为宜。以运动饮料为例,含糖浓度不超过8%,建议采用5%~7%的低渗或等渗饮料,如每100 mL水中含葡萄糖2~2.5 g对运动有利,糖浓度太高会影响胃肠道吸收。糖的种类以葡萄糖或低聚糖较好,不要饮用果糖。有研究表明,服用低聚糖的效果比服用葡萄糖要好,因为低聚糖渗透压较小、吸收快、甜度小、口感好、有利于糖的转运和吸收。

二、比赛中营养策略

无论比赛时间长短,比赛中补液和补糖都可以为运动带来好处。因此,运动员在比赛中要注意加强对这些物质的补充。

(一)水和无机盐的补充

对机体来说,水能起到调节体温、输送营养物质和氧气并运走代谢废物、维持正常的水平衡和电解质平衡的作用。运动员比赛中由于出汗将丢失大量的水分、无机盐和维生素,使体液处于相对高渗状态,对机体体温调节、电解质平衡等有破坏作用。尤其在温度较高的环境下,运动中补水可以增加皮肤血流量,增加体温调节能力,避免运动中体温过度升高。因此运动员比赛中要注意补水。

补水时不要等出现口渴时再补,因为出现口渴时表示机体已经脱水达2%~3%,这时补水已经很难补足。因此,要在出现口渴之前就补水,或者说要尽量避免口渴的出现。

水的补充应该选择低张或低渗溶液,同时水溶液中应含有适量的无机盐和维生素,如钠、钾等,钠的浓度可为18~25 mmol/L。同时,水的补充采用少量多次的原则,每 15～20 min 补充 100～300 mL,每小时不超过 800 mL。运动员要避免一次性补充大量的水,以防增加胃肠道和心脏的负荷。

(二)糖的补充

长时间比赛项目的运动员在运动中补糖是必要的。近几年的研究证实,运动员比赛中补糖也有益于高强度、间歇性项目,包括敏捷性、技巧性、协调性、跳跃、冲刺类运动项目,改善运动表现。

运动员运动中补糖以摄取糖饮料为好,宜选用葡萄糖、蔗糖或葡萄糖聚合物混合物,糖的浓度不宜超过 8%。糖浓度与胃排空和小肠吸收有关,糖浓度太高胃排空速度将减慢,小肠吸收也受影响,糖浓度太低则不能满足机体对外源性能源物质的需求。糖浓度以 5%～7% 为宜,渗透压以 250～370 mOsm/L 为宜。每隔 20 min 补充一次,补充量可以为 20～60 g/h 或 1～2 g/kg。美国运动医学学会推荐耐力运动员(＞1 h)运动中补糖 30～60 g 或 0.7 g/(kg·h),对于超过 2.5 h 的运动补糖量需要提高,可以达到 90 g/h。

新的研究发现,用含糖饮料(无论具有甜味的葡萄糖,还是无甜无味的麦芽糊精)漱口也能使运动员的运动表现得以提高。机制是漱口液中的糖被口腔中糖的受体感知并将信号传达到大脑,激活大脑的前扣带回皮质和腹侧纹状体的奖赏系统,使高强度运动能力持续更长时间。但使用人造甜味剂饮料没有这种效应。因此,短时间运动可以尝试用含糖溶液漱口来改善运动表现。

在每次比赛休息间歇,运动员要及时补液,每次 150～200 mL(含糖量 6%～7%)。在两节比赛间歇的 15 min,除了补充 100～200 mL 电解质运动饮料外,根据情况应适时加餐。尤其遇到比赛加时,无法预知比赛结束的时间时更应适当增加能量棒、香蕉和运动饮料的摄入量。

加餐食物的要求是高能量、容易消化、食用方便、无食品安全问题,为运动员提供能量消耗,补充体力,预防和克服饥饿感。加餐食物要求是运动员比较熟悉的食物,避免陌生食物带来胃肠道问题。

三、比赛后营养策略

比赛后合理营养对运动员尽快消除疲劳,促进体力恢复至关重要。

(一)补液

比赛后首先要关注水的复合,补液放在第一位。补液越早越好,运动后即刻补水。仍以少量多次为原则,不可一次大量饮水。运动后以摄取含糖-电解质饮料为好,饮料的糖含量为 5%～7%,钠盐含量为 30～40 mgEq,以获得快速水复合。同时也可饮用果汁,以获取维生素和无机盐。

补液的量达到丢水量的 150% 才能完全达到水复合。如何判断水的复合呢?最简单的方法是通过尿液的颜色、气味和尿量来判断。

可以使用尿液比色卡,如果尿液颜色清澈或呈淡黄色(稻草色)、尿液的气味不刺鼻、尿量恢复到比赛前,则可以认为达到水复合。如果尿液颜色加深,出现暗黄或褐色、味道刺鼻、尿量少说明机体仍然处于脱水状态,需要继续补液。

（二）补盐和糖

1. 无机盐

补液虽然能够补充一定量的无机盐,但无机盐的完全恢复还需要通过膳食补充。新鲜的蔬菜和水果富含多种无机盐和维生素,同时,新鲜的蔬菜和水果富含抗氧化物质,能消除运动中产生的自由基,尽快消除疲劳。因此,比赛后摄入蔬菜和水果是促进疲劳消除的有力措施。

2. 糖

比赛后补糖越早越好。比赛后补糖的理想时间是运动后即刻、运动后 2 h 以及每隔 1～2 h 连续补糖,6 h 内补糖效果好。

比赛后即刻以补充糖饮料为好,结合一定的蛋白质效果最佳。休息 1 h 左右运动员可以摄入主食如米面等丰富的膳食。

此外,比赛后宜摄入优质的动物蛋白如乳及乳制品、牛肉、鸡肉、鱼虾及豆类等。赛后切忌饮酒,饮酒不仅不利于疲劳的消除,反而会加重机体脱水,影响机体恢复。

第四节 运动员国外训练和比赛时的营养策略

现在运动员在国外训练和比赛已经司空见惯,旅途中及国外的饮食不同于国内,差异较大,运动员会感觉不适应。因此,要加强运动员在这方面的认识和应对措施。

一、旅途中的营养策略

旅途中需要解决的问题是时差带来的胃肠道不适应。因此,旅行出发之前就要高度重视营养问题,全面考虑运动员的营养需要。

在旅途出发前,拥有一份计划和一份备用计划。有条件的话可以事先预订特殊的飞机餐。如果条件不允许的话,自备一些可以带上飞机、适合自己的食物。飞机上的航空餐饮,在保证无违禁成分的前提下选择食用。补充足够的水分,避免旅行途中水分的丢失带来疲劳。

提前和旅行目的地的酒店或餐厅联系,预订好餐饮,以备到达目的地后能够及早地进餐,补充旅行途中的能量消耗,尽快恢复体力。

二、国外训练时的营养策略

在国内提前了解国外目的地的餐饮情况,协商好后期的饮食安排。训练自己的胃肠道,尽量熟悉和接受国外的饮食,按照国内和国外食物的特点,做到食物替换,保证能量和营养素的摄入达到训练要求。表8-2列出中西常见食物的替换。

表8-2 中西常见食物替换举例

食物名称	替换食物	食物名称	替换食物
馒头	面包	猪肉	培根
面条	意大利面	牛肉	牛排
烙饼	比萨	香油	黄油
炒菜	蔬菜色拉	饺子	三明治

三、国外比赛时的营养策略

为了尽快适应陌生环境参加比赛,并拥有最佳表现,运动员通常会提前抵达比赛目的地,调整时差,以适应比赛当地的气候、环境和餐饮。这就要求运动员不能把营养问题看作一件可以随机应变的事情,准备过程中一定要有一个明确的营养策略,避免食源性和水源性疾病的发生,做到万无一失。

（一）比赛组织方提供餐饮

根据比赛的时间,运动员和教练员要认真计划好就餐和加餐的时间,不要随心所欲。提前查看菜单或比赛方提供的食物,有计划取食。尽量选择自己熟悉的食物,不要在比赛前尝试新的食物。选择新鲜食物,避免食用可能变质的食物。注意合理搭配,保证比赛前的营养储备。选择高糖、高蛋白质食物。餐盘颜色越丰富,蔬菜、水果就越多,表明营养越丰富。可选择面包、三明治、酸奶、水果等作为加餐食物。

（二）比赛组织方不提供餐饮

队伍工作人员要提前采购好食品，做好饮食工作。学会阅读食品的营养标签，学习多种食品的搭配和选择。尽量做到食物多样化，谷类为主，肉类适量。蔬菜、水果种类多样化，在不能供给的情况下选用果汁。应每日摄入鸡蛋、牛奶。

如果比赛时间是一整天，还需要提前准备好餐食带到比赛地点。确保食物可方便携带，可以直接食用，不需要加热。同时，确保食物新鲜，避免食物发生变质，从而引发胃肠道问题。

在国外餐饮不能满足运动员需求的情况下，可以考虑合理选择运动营养品作为膳食的补充。

第五节 | 合理使用运动营养品

和食物相比，运动营养品不是运动员的必需品。运动员应该树立以膳食为主的观念，从日常饮食中通过合理搭配、科学膳食获得人体所需要的营养素。只有在运动员不能从膳食中获得或所获得的营养素不足以满足自身需求，经检测发现存在某些营养素不足或缺乏，且排除疾病原因所造成的情况下，再考虑适当补充运动营养品。

一、运动营养品不得含有违禁成分

运动营养品与一般营养补充品的根本区别在于不得含有世界反兴奋剂机构（World Anti-Doping Agency，WADA）规定的禁用物质，如果含有运动员限制使用的物质，必须详细说明。按照我国现行食品、药品管理体制，目前运动员使用的运动营养品有些属于普通食品，有些属于保健食品，甚至有些属于药品。出于使用安全性的考虑，主张将运动营养品限制在食品的使用范畴。

反兴奋剂工作是运动员平时训练和比赛时的重要任务之一，目的是维护体育竞赛的公平竞争，保护运动员身心健康，保持纯洁体育环境。为防范使用运动营养品带来的兴奋剂风险，运动员除了树立膳食补充为主的理念，必须严格管理、科学合理地使用运动营养补充品。

所使用的运动营养品必须经过权威机构检测并出具检测报告，确定不含违禁成分的同一批次的运动营养品方可使用。但即使是这样，也不能确保运动营养品在生产、加工、包装过程中带来的污染问题,由此导致的兴奋剂违规并不能因为上述种种理由而免于处罚。

因此,早在 2002 年国际奥林匹克委员会就发布公告:由于各国生产的营养补剂质量参差不齐,运动员服用营养补剂有可能导致药检结果呈阳性。因此,不鼓励运动员使用运动营养品。

二、运动营养品分类

运动营养品可分为以下两类:一类为营养素补充品,另一类为特定功效营养品,后者又分为九小类。

1. 营养素补充品

由各种纯营养素如糖、蛋白质(包括氨基酸)、无机盐、维生素等组成的产品,其作用为发挥这些营养素公认的功能。

2. 特定功效营养品

主要解决运动训练中出现的关节和软骨损伤、改善肌肉质量、延缓和消除疲劳及促进体能恢复、调控体重、调节内分泌、增加能量储备和利用、增强抗氧化能力、提高机体免疫力、防止运动性贫血等。特定功效营养品有乳清蛋白、支链氨基酸、β-羟基-β-甲基丁酸盐、牛磺酸、复合电解质补充剂、复合能量冲剂等。

目前,运动员运动营养品使用现状表现为:①功效及功效成分不明;②过分依赖运动营养品,忽视正常膳食;③使用方法不科学,时间、剂量、项目和个性化特点不明;④过度使用,重复使用,浪费惊人。

因此,运动员在运动实践中要根据实际需要,在保证反兴奋剂安全的前提下科学合理地使用运动营养品。

本章小结

(1) 合理营养对保证运动员训练和比赛期发挥出正常的水平至关重要,运动员应根据运动项目特征和比赛要求进行安排。

(2) 运动人群日常注意均衡膳食,养成良好的饮食习惯。

(3) 比赛前要提高糖原的储备,可以采用糖原负荷法进行。比赛中运动员要注意水、无机盐、维生素和糖的补充,补充的形式为运动饮料。比赛后运动员应注意合理安排饮食以尽快消除疲劳,恢复体力。

思考题

1. 合理营养对运动人群的意义和重要性有哪些?
2. 运动员比赛前的营养策略有哪些?
3. 比赛中营养可采取的措施有哪些?
4. 如何通过合理营养消除运动员的比赛后疲劳?

第九章

控体重的营养策略

本章提要 ●

　　体重对人体健康和运动能力具有重要作用。本章主要介绍体重的组成及评价标准,减、增体重的科学方法,控体重对健康及运动能力的影响以及运动人群控体重的饮食和营养策略。

第一节 | **体　　重**

一、体重的组成

　　人的体重由两部分组成:脂肪体重(fat mas,FM)和去脂肪体重(free fat mass,FFM)。脂肪占体重的百分比称为体脂百分比(体脂%),去脂肪体重指去除了所有脂肪后的体重。它们之间的关系是:

　　　　体重＝脂肪体重＋去脂肪体重

　　　　体脂百分比(体脂%)＝(脂肪体重／总体重)×100%

　　　　去脂肪体重＝总体重－(体脂%×总体重)＝总体重－脂肪重量

二、身体成分

　　体重受遗传、环境、饮食和运动等因素影响,脂肪和去脂肪体重共同组成身体成分。

（一）体脂

按照脂肪储存和（或）沉积部位，脂肪分为必需脂肪和储存脂肪，总体脂是必需脂肪和储存脂肪的相加。

1. 必需脂肪

必需脂肪是维持人体正常生理功能所需要的脂肪，广泛分布于脑、心脏、肝脏、肾脏、脾、肺、骨髓等脏器或组织。对于女性而言，必需脂肪还包括与生育有关的脂肪。女性的必需脂肪平均占体重的12%，与性别相关的必需脂肪在女性中占体重的5%～9%，男性的必需脂肪占体重的3%。

2. 储存脂肪

储存脂肪主要分布在脂肪组织，包括皮下、腹腔、内脏，骨骼肌中也有200～300 g的储存脂肪。储存脂肪中含有约83%的纯脂肪、2%的蛋白质和15%的水。男、女性的储存脂肪比例接近，男性为12%，女性为15%左右。

（二）去脂肪体重

去脂肪体重指肌肉、骨骼、软组织、水分及其他非脂肪组织。有时将去脂肪体重称作瘦体重（lean body mass，LBM），严格来说，瘦体重中仍然有少量必需脂肪，不是完全意义上的去脂肪体重，如骨髓和肌肉中就有脂肪。

一般来说，成年男性去脂肪体重占体重的85%，成年女性占75%左右，这种身体组成的差异是生理现象，也为女性提供了妊娠和哺乳的能量储备。

三、体重的评价标准

（一）标准体重

标准体重指与身高相对应的理想体重。世界卫生组织推荐的标准体重的计算公式是：男性标准体重＝[身高（cm）－80]×70%，女性标准体重＝[身高（cm）－70]×60%。

实际体重与标准体重在±10%范围内为正常体重，±（10%～20%）为体重过重或过轻，±20%以上为肥胖或体重不足。该方法的局限性在于，体重包括脂肪体重和去脂肪体重，仅以体重的多少来判断肥胖程度，会忽略身体成分的影响。

（二）体重指数

体重指数（body mass index，BMI）是判断肥胖程度的常用指标，计算公式是：BMI＝体重（kg）/身高（m）^{2}，单位是（kg/m^2）。表9-1为中国成人BMI的判断标准。

表 9-1　中国成人 BMI 的判断标准

BMI(kg/m^2)	分类
<18.5	低体重
18.5~23.9	正常体重
24.0~27.9	超重
≥28.0	肥胖

BMI 的优点是通过计算就可获得,简便易行,综合考虑了身高和体重两个因素,与肥胖相关性高,可操作性强,适用范围广,不受性别影响。但 BMI 没有考虑体成分的影响,不能对体脂的分布、肌肉情况及特殊体型进行评估。

（三）腰围和腰臀比

腰围和腰臀比是常见的关于腹部脂肪分布的测定指标,腰围和腰臀比的测定结果能够反映脂肪总量和脂肪分布部位,尤其是腹部脂肪堆积的程度。

腰围指腰部周径的长度,腰围正常范围:男性<85 cm,女性<80 cm。我国把腰围:男性≥90 cm,女性≥85 cm 作为成人向心性肥胖的标准。腰臀比指腰围和臀围的比值,正常范围:男性 0.75~0.85,女性 0.70~0.80。

表 9-2 提供了将腰围和体重指数结合起来进行评估的标准。

表 9-2　体重指数(BMI)结合腰围的评价标准

腰围(cm)	体重指数(BMI)			
	偏低	正常	超重	肥胖
男>85 女>80	肥胖人群	肥胖人群	肥胖人群	肥胖人群
男<85 女<80	需增肌人群	正常人群	正常超重人群	肥胖人群

资料来源:常翠青.运动与肥胖.中国运动医学杂志,2003,(06):593-596.

（四）体脂百分比

体脂百分比(即体脂%)是全身脂肪重量占总体重的比例,完全反映身体脂肪的含量。利用脂肪组织导电性能与其他组织存在差异,可以采用生物电阻抗分析法间接测量体脂百分比。双能 X 线吸收法(dual-energy X-ray absorptiometry, DEXA)则通过扫描计算身体脂肪含量,此方法更为精确。表 9-3 列出成人体脂分级参考标准。

表9-3　成人体脂分级参考标准

体脂分级	男(%)	女(%)
极好状态	6～10	10～15
良好	11～14	16～19
可接受	15～17	20～24
脂肪过多	18～19	25～29
肥胖	>20	>30

资料来源:袁海平.运动营养学.北京:北京体育大学出版社,2007.

四、体重与健康

体重由脂肪和瘦体重组成,体重与健康的关系就是身体成分对健康的影响。

(一)脂肪与健康

1. 脂肪过多

营养过剩可使体内的脂肪含量不断增加,出现肥胖。肥胖者体内脂肪分布部位不同,对健康的影响有着明显不同。腹部和内脏脂肪增多会导致向心性肥胖,也称内脏蓄积型肥胖或苹果型肥胖,常见于男性;以臀部和大腿脂肪增多为主会导致周围性肥胖,也称皮下脂肪蓄积型肥胖或梨形肥胖,常见于女性。

大量研究发现,向心性肥胖患心血管疾病和糖尿病的风险及死亡风险较高,周围性肥胖的患病风险相对较低。因为,内脏脂肪组织更为活跃,更加容易释放游离脂肪酸,伴随炎性介质和脂肪因子的释放,作用于全身,出现代谢紊乱。但无论哪种肥胖都会导致糖尿病、心脏病、高血压等慢性疾病的发生。

此外,脂肪细胞外的实质细胞中如果出现脂滴或脂滴明显增多,称为脂肪异位沉积或脂肪变性,如脂肪肝,对健康也非常不利。

2. 脂肪过少

长期营养不良,可使体内的脂肪不断减少,免疫功能受损,增加患消瘦类疾病的风险。有证据表明,大脑的正常功能运行需要二十二碳六烯酸,脂肪越少,大脑处理信息的能力就越弱,影响脑功能。

脂肪是生长发育所必需的重要物质,尤其对于女性,正常生理周期和生育能力的维持有赖于足够的脂肪。脂肪参与性激素的合成,对于女性而言,体内脂肪含量达到体重的17%才可能保持月经正常;体脂过少,雌激素合成不足,将造成月经功能失常,出现初潮推迟、痛经、闭经等,甚至影响生育。雌激素合成不足还会影响骨骼健康,引起骨质疏松。

（二）瘦体重与健康

对成人来说，瘦体重中骨骼、软组织和其他非脂肪组织的含量一般较稳定，可变化的是肌肉和水分。

和脂肪相比，肌肉能够收缩做功。即使是静息时，为了维持身体姿势，相应的肌肉也处于等长收缩状态。因此，肌肉的代谢水平较高，这也是肌肉越发达的人静息代谢率越高的原因。相同体重情况下，即使摄入相同热量，瘦体重越多的人消耗能量越高，有利于维持体重。

肌肉组织不仅是运动器官，也是机体最大的内分泌器官。肌肉收缩时能产生和释放大量内源性肌肉因子，如鸢尾素、白细胞介素-6、白细胞介素-7、白细胞介素-15、胰岛素样生长因子-1、胰岛素样生长因子-2等。这些肌肉因子通过自分泌、旁分泌或内分泌的方式作用于骨骼、脂肪、脑或肌肉自身，发挥重要的健康效应。

第二节 | 普通人群控体重

2021年数据显示，我国18岁以上成人肥胖率超过50%；同时，儿童青少年超重和肥胖比例逐年增加，形势非常严峻。肥胖所带来的健康危害越来越大，与之对应的是，瘦弱人群面临的问题是体重偏低，需要增加体重，主要是增肌。

一、减体重

超重和肥胖被认为是能量摄入超过能量消耗造成身体脂肪累积的结果。除了遗传和病理原因导致的肥胖，绝大多数超重或肥胖与饮食过量、久坐不动的生活方式带来的能量消耗减少有关。因此，肥胖人群需要减去多余的脂肪，保持或适当增加肌肉质量，最终达到减轻体重的目的。

（一）总的原则

科学减体重离不开运动、营养和行为。核心内容是减少热量的过多摄入，同时增加运动量，提高热量的支出，使能量达到"负平衡"。要规范饮食行为，养成良好的生活作息，巩固和维持减重效果。同时，减少不良情绪，避免情绪性过度进食，减少应激和压力情况下产生肥胖。

为了保证减重者的身体健康，制订减重计划时，应了解并遵守以下原则：

（1）为避免代谢紊乱，每日热量摄入不低于1 200 kcal。

（2）每日热量负亏空在 $300\sim500$ kcal 为宜,不超过 1 100 kcal/d。通过减少热量摄入结合增加运动消耗来实现,不建议单纯通过节食达到热量负亏空。

（3）减重速度不能太快,每周减体重不宜超过 1 kg,每月不超过 4 kg。

（二）运动措施

对于超重或肥胖人群来说,运动是体重控制的重要干预手段。运动时人体的能量消耗比安静时增加几倍甚至数百倍以上,以骨骼肌的能量消耗最为明显。运动强度越大、运动时间越长,骨骼肌的能量消耗越多,机体总能量消耗越多。相比久坐不动人群,有运动习惯的人群更容易通过运动的方式增加能量消耗,维持能量平衡,获得健康体重,减少肥胖的发生。

1. 运动措施

首先要对运动者进行运动风险评估,结合健康状况,制订相应的运动处方。运动处方的内容包括运动形式、运动强度、运动时间、运动频次及注意事项。

肥胖人群体重较大,加上平时缺乏运动,运动形式建议多样化,有氧、力量、柔韧相结合,提高运动的趣味性。以有氧运动开始较为安全,循序渐进。为了增加瘦体重,力量练习不可少。

运动强度是影响运动效果的强有力因素,中等强度的有氧运动脂肪利用率和利用总量都高于低强度运动,但低强度运动的时间会更长。具体操作中可以结合运动者的身体情况,采用中低强度相结合。一般将运动强度控制在 $50\%\sim70\%$ VO_{2max}。若以心率为判定指标,运动中应将心率控制在本人最大心率（HR_{max}）的 $60\%\sim70\%$（最大心率 $=220-$ 年龄）。

从运动总量来看,每周运动时间 >250 min 可以维持体重下降或防止减重后的体重反弹。为了提高减重效果,有氧运动的持续时间,一般每次 $40\sim60$ min 才能达到消耗脂肪的效果;力量训练每次以 $15\sim30$ min 为宜。

2. 注意事项

（1）为肥胖症患者制订运动处方前,需要进行必要的医学检查和运动风险测试,运动过程中最好要有相应的医务监督。

（2）对于超重和肥胖人群而言,所选择的运动形式要考虑到对负重的要求,尤其注意对下肢关节的保护。

（3）每次运动前要有充分的热身,运动后进行拉伸,避免运动损伤的发生。

（4）运动过程中要密切观察受试者的运动情况和运动表现,同时注意运动环境的变化,防止发生运动伤害事故。

（5）运动要遵循循序渐进和持之以恒的原则。同时要有阶段性评估,以调整运动方案。

（三）营养措施

1. 营养措施

（1）合理控制能量摄入是关键，结合减重速度及需要减控体重的多少来确定。做到食物多样化，营养均衡。

（2）适当增加蛋白质的摄入，糖、脂肪和蛋白质占总能量的比例为 50%：25%：25%。

（3）合理分配一日三餐，适当增加早餐和中餐的量，尽量减少晚餐的能量摄入。早餐一定要吃，晚上不要吃夜宵。

（4）调整膳食结构，多摄入富含膳食纤维、低血糖指数的食物，减少精制碳水的摄入，如西式糕点、含糖饮料等。减少精加工食物的摄入。限制饮酒，多饮水。

（5）减少过多油脂的摄入，尽量少吃煎炸类食物。

（6）进食速度不要太快，细嚼慢咽，增加饱腹感。

（7）儿童青少年肥胖人群的饮食要能量适当，营养均衡，不影响生长发育。

2. 注意事项

（1）通过饮食手段控体重时，不建议采用节食的方式，间歇性断食或轻断食可以控体重，但要因人而异。尤其对于儿童青少年肥胖人群，身体处于生长发育期，必须保证均衡的营养摄入。

（2）代餐只能作为三餐中的某一餐的替代，但不能长期以代餐取代正常餐。因为代餐中的营养素无法和正常餐中全面均衡的营养素相比。儿童青少年肥胖人群不建议使用代餐。

（3）不建议使用减肥营养品，非病理性肥胖不建议使用药物。

（4）任何一种流行的减肥方式都离不开能量负平衡，不要被各种各样的宣传所迷惑。科学运动和合理饮食相结合是最安全、有效、能长期坚持并能带来健康效益的减重方法。

二、增肌

除了疾病等特殊原因，瘦弱人群一般属于外胚层体型，基础代谢率较高。与超重和肥胖的产生一样，增加体重的前提是能量正平衡。不同的是，增肌人群的增重以增加肌肉为主，尽量减少脂肪的过多增加。

（一）总的原则

增肌时单纯依靠饮食只会增加脂肪，肌肉的增加有限。增肌必须将运动、饮食和休息三者结合起来形成一个闭环结构才能实现,三者缺一不可。

运动的目的是通过力学刺激促进肌肉蛋白质合成,营养的目的是为肌肉蛋白质合成提供所需要的原料,休息是保证肌肉合成的良好激素环境和合成时间。

增肌的速度不能太快,每周以增加 1 kg 体重为宜。当达到增肌目标后,力量训练还要继续,才能保持增肌的效果。

（二）运动措施

增肌常用的训练方式是力量训练,有时也称抗阻训练（resistance training）。严格意义来说,力量训练和抗阻训练有所区别。力量素质包括最大肌力、肌肉耐力和爆发力,抗阻训练、电刺激、振动训练都属于力量训练的范畴。抗阻训练指肌肉克服外来阻力时进行的运动,抗阻训练是力量训练的主要方式,属于主动训练范畴,电刺激、振动训练属于被动训练。有时将抗阻训练和力量训练统称为重量训练。

1. 训练负荷

抗阻训练时通常用最大重复次数（repetition maximum，RM）值来表示训练强度。RM 值指每组重量最大重复的次数,RM 值越小表示能重复的次数越少,负荷强度越大;RM 值越大,表示能重复的次数越多,负荷强度越低（表 9-4）。如 1 RM 指能重复 1 次,该重量达到了最大肌力的 100%;5 RM 的重量小于 1 RM 对应的重量,能够重复 5 次。

增肌人群主要通过抗阻训练促进肌肉蛋白质合成,增加肌肉横截面积和肌肉体积。增肌人群不像举重运动员那样,以提高最大肌力为主。因此,训练负荷不宜达到最大,8～12 RM 的强度适合增肌训练,重复次数或重复组数根据主观疲劳感觉来确定。阻力可以是自身体重或器械（如哑铃、沙袋、弹力带等）。抗阻训练不必每日进行,中间间隔休息一日,反而有助于肌肉的恢复。

表 9-4　RM 所对应的力量素质和重量

RM	重量重复次数	力量素质	重量	运动强度
4～7	低	最大力量	大重量	高
8～12	中	肌肉肥大	中等重量	中
13～20	高	肌肉耐力	小重量	低

2. 注意事项

（1）抗阻训练遵循重复性和周期性原则。练习一段时间后,需要重新调整重量,始终使训练强度保持在 8～12 RM。

（2）锻炼者如果平时缺乏运动习惯，身体素质较差的话，可以从较低的强度开始训练。待身体产生适应后，再逐步增加训练负荷，提高训练效果。

（3）初练习者会出现延迟性肌肉酸痛，属于正常现象。但训练强度不可太大，防止出现横纹肌溶解症。

（三）营养措施

（1）增肌人群的能量摄入要增加，可以设定在 40～50 kcal/(kg·d)，比增肌之前的能量摄入要高出 30%～40%。

（2）糖、脂肪和蛋白质占总能量的比例为 60%∶20%∶20%。主食类食物要足量，适当降低脂肪类食物的摄取。

（3）增加优质蛋白质食物的摄取，蛋白质的摄入量可以达到 1.5～1.8 g/kg。不建议太多蛋白质的摄入，因为超出人体需求的蛋白质不会被机体全部利用，反而会被分解。

（4）尽量选择能量密度高、营养素均衡的食物。纯热量的食物如含糖饮料、含大量油脂类食物及煎炸类食物除外。

（5）要保证新鲜蔬菜和水果，尽量种类多样化，不要只选择某几种蔬菜或水果。

（6）一日多餐，加餐可以安排在训练前、训练中或训练后。

（7）在食物蛋白质充足的情况下，不必依赖蛋白质类营养品的补充。

（四）休息

蛋白质合成需要时间，两次训练之间的休息间隙有利于充分利用原材料合成蛋白质。没有足够的休息，肌肉持续处于降解状态，这样不利于增肌。因此，合理安排训练方案非常重要。

除了合理的运动间歇，睡眠是保证肌肉合成的另一重要手段，睡眠期间身体可分泌生长激素、睾酮等激素以促进肌肉蛋白质的合成。除了保证足够的睡眠时间，睡眠质量更为关键。优化睡眠环境，减少影响睡眠的不利因素（如光线、噪音、寝具等）有助于提高睡眠质量。

第三节　运动员控体重

体重是影响运动员比赛成绩和运动寿命的重要因素之一。拥有良好体能，获得最佳运动表现是所有运动员的追求。运动员中以减控体重的居多,以下主要探讨运动员减控体重的问题。

一、体重与运动能力

(一)理想体重

运动项目不同,对运动员的体重要求也不同。体重受遗传、环境、饮食和运动等因素影响,即使是同一运动项目,运动员之间体重也会存在差异。运动员的体重并非越低越好,只要是适合该运动员的体重就是最佳体重,没有整齐划一的标准体重。

理想体重指运动员获得最好成绩时所对应的体重。理想体重没有统一划分,适合运动员运动能力提高的最佳体重就是该运动员的理想体重。因此,获得和维持与运动项目要求相适应,同时符合运动员生理特征的理想体重成为运动员科学训练的重要内容之一。

(二)身体成分与运动能力

一般正常成年男、女的平均体脂率分别是 14%～16% 和 20%～22%。运动训练可使瘦体重增加,体脂含量减少。运动员的体脂率通常低于同性别、同年龄的非运动员,受训练水平、不同项目的影响,运动员的体脂率也不同。通常,马拉松、长跑、体操、跳高项目运动员的体脂率较低,投掷项目运动员的体脂率较高,男性 29.4%～30.9%,女性 27.0%～33.8%。另外,运动员在受伤或停训且饮食不变的情况下体重会增加,表现为体脂增加,瘦体重减少。

体重组成中,瘦体重与体力、有氧运动能力及最大摄氧量呈正相关,是决定运动能力的重要因素。通常情况下,瘦体重越大,无氧输出功率越大,做功能力越强。优秀运动员的体脂比普通运动员低,意味着相同体重的情况下优秀运动员的瘦体重更多。瘦体重受蛋白质和力量训练影响较大,是体重控制中必须保持的部分。瘦体重的最低标准是不能降低到损害自身身体健康或改变正常生理功能的界限。

体内多余的脂肪会影响人的力量、速度和耐力,增加运动中耗氧量和能量的消耗。脂肪体重受饮食和有氧运动量的影响较大,是体重控制的重点部分。控体重主要就是控制体脂,尽量保持或适当增加瘦体重。

由此可见,运动员的体重并非越低越好,关注身体成分的变化比单看体重的变化更有意义。

二、运动员控体重的原因

在竞技体育中,许多对抗性和非对抗性项目对体重要求十分严格。为了保持良好的竞技能力,运动员体重必须保持在适宜范围,否则阻碍运动能力的提高。

（一）比赛体重分级

为了保持比赛的公平,在对抗性项目如拳击、柔道、摔跤等项目比赛时必须按体重进行分级比赛,避免体重大的选手和体重轻的选手同台竞技。这些项目的运动员往往在比赛前快速减体重,以达到参加低于其本人正常体重级别比赛的目的。为了保证平时训练的强度,选手们平时对体重没有控制,只是在比赛前短时间内快速降体重。

（二）获得良好身体形态

体操、花样游泳、艺术体操等项目通过裁判打分决出比赛名次,其中,运动员的身体外形是重要的打分因素。为了获得印象分,运动员往往通过长期控体重以保持良好身体外形,获得视觉上的美感。

（三）获得生物力学优势

难美项目运动员除了获得良好身体外形外,项目自身对灵敏性和技术难度要求较高,空中翻腾动作较多,体重太大的运动员无法完成技术动作。有些项目如长跑、竞走等,如果体重太大,影响身体位移速度,消耗更多能量。因此,运动员都会自觉控体重,以较轻的体重获得生物力学优势,提高运动成绩。

三、运动员控体重的分类

运动员控体重大体上分为快速减体重和慢速减体重。

（一）快速减体重

快速减体重指在一周内迅速将体重减少到某一既定目标,或每日减体重幅度大于其自身体重的1%。

1. 快速减体重的项目

快速减体重主要应用在举重、摔跤、拳击、柔道、跆拳道、散打、划船、赛马等按不同体重级别进行比赛的项目中。

2. 快速减体重的方法

常用的方法为限制饮食或饥饿（半饥饿或全饥饿）,限制饮水量（部分或全部限制）;增加运动量以加大能量消耗。此外,运动员还常采用脱水的方式（包括穿不透气的尼龙服运动达到大量出汗的目的）等。

（1）比赛只进行一次称重的运动项目:运动员一般在赛前1～3天快速减体重,以保证运动员在平时训练期的训练强度和训练量。

所采用的方法主要是限制饮食、限制饮水量,并结合发汗等。

（2）比赛数天都要称重的项目:运动员需要在比赛数天内都维持低于其正常时的"低"体重,并往往在脱水状态下进行比赛,难度较大。

运动员在比赛前1~1.5个月前开始限制饮食和饮水。大部分体重是在比赛前赛前的最后几天内减掉的,体重减轻量为原来体重的3%~5%。

3. 快速减体重对健康的影响

短期内所减体重在原体重的5%以内,对运动员的健康影响尚可接受。快速减体重丢失的主要是瘦体重。最早出现的健康问题是脱水,减重速度越快,体内水分丢失越多。脱水的程度不同,对机体的影响程度也不同。脱水使得收缩压降低、心率增加及心功能下降,影响泌尿系统功能。脱水使得体温调节能力受损,运动时体温更容易升高,无力,烦躁。快速减体重会造成机体蛋白质的分解,使肝糖原、肌糖原储备损耗,加大无机盐和维生素的丢失,机体容易出现低血糖和酮症。

4. 快速减体重对运动能力的影响

对运动能力的影响取决于减重速度。当体重减轻量为3%时,即会影响肌肉耐力。随着减重的持续进行,速度和肌力会降低、协调和判断能力降低,力量和爆发力也会受到影响。

（二）慢速减体重

慢速减体重指每周减体重幅度小于其自身体重的4%或减体重超过一周。体操、跳水、花样游泳、花样滑冰、长跑等项目需要运动员长期控体重。

慢速减体重的方法主要是适当控制饮食加上有氧耐力运动。运动员每日都有运动训练,因此,长期控体重的方法主要就是控制饮食。

1. 慢速减体重对健康的影响

短期慢速减体重对运动员的健康影响不大,减去多余的脂肪对健康反而有利。

长期控体重取决于限制饮食的程度。长期高强度运动训练加上过度限制饮食容易出现体育运动中的相对能量缺乏,尤其是处于生长发育期的运动员。

运动中的相对能量缺乏(relative energy deficiency in sport,RED-S)指为了维持身体健康稳态、每日活动、生长发育和运动训练所需的能量与机体产生的能量之间的平衡被打破而导致的相对能量不足。运动中的相对能量缺乏是一个由相对能量缺乏导致的影响多方面生理学功能,包括代谢率、月经功能、骨质健康、免疫系统、蛋白质合成、心血管系统和心理学健康在内的综合征。运动中相对能量缺乏不仅影响女运动员,使之出现饮食紊乱、月经功能受损和骨质疏松(又称女运动员三联征),有证据表明运动中相对能量缺乏同样影响男运动员。

2. 慢速减体重对运动能力的影响

短期慢速减去多余的脂肪对运动能力的提升有帮助。

长期慢速减体重对运动能力的影响取决于运动员限制饮食的程度,以及是否造成瘦体重丢失或营养缺乏等。当运动员出现运动中相对能量缺乏时,容易疲劳和受伤,承受运动训练的能力较差,运动能力提升的空间有限。

四、运动员控体重的原则

运动员控体重前要找到运动员的最佳体重,以此为目标设定减重计划。尽量减去多余的脂肪,保持或适当增加瘦体重。无论以何种方式控体重,都要考虑控体重的必要性,尽量减少控体重给身体带来的危害。合理控体重的关键问题是减体重的速度和安全平衡的营养。

（一）减体重速度

1. 快速减体重

快速减体重给人体带来的副作用很大,机体以瘦体重的丢失为主。因此,减体重的速度应控制在每周不超过 1 kg,这样基本不会影响到体液和糖原储备。应在比赛前 2～3 天(理想的应为 3～5 天)达到比赛体重。

需要减轻体重 5 kg 以上时,要提前做好计划,循序渐进,避免短时间内急剧降体重。否则要重新考虑比赛级别。

2. 慢速减体重

慢速减体重对机体带来的影响是缓慢和长期的,以保证减去的尽量是多余的脂肪。当运动员训练或日常饮食行为发生异常时,往往预示着运动中相对能量缺乏的发生。早发现、早预防运动中相对能量缺乏的发生意义更大。

（二）营养要求和措施

（1）提供安全的热能营养:控体重应以缓慢的能量负平衡为主,每日热能的亏空量在 1 000～1 500 kcal。同时,运动员每日的热能供给量至少应为 1 500～2 400 kcal,具体视运动员的体重和运动量而定。体重大及运动量大的运动员每日供应量可相应提高。

（2）摄取低能但营养平衡的膳食:采取高蛋白(18%或 2 g/kg)、低脂肪(1.4 g/kg)、中糖膳食。食物量少但多样化,提供充足的无机盐、维生素和微量元素。少吃或不吃高油、高盐和高糖的食物,尤其是精加工食物。

（3）在确保不含违禁成分和不受污染的前提下,可采用一些专门为运动员研制的减体重期强化食物。

（4）不能过分限制水的摄入,发汗方式也仅在赛前最后 1～2 天使用以减去剩余的体重。

（三）注意事项

（1）在减体重前首先要明确运动员是否需要减控体重。如果需要,应制订个性化方案。儿童青少年运动员进行减重时,要充分考虑生长发育的需求。

（2）减体重尽量安排在非赛季,避免在赛季减体重。

（3）运动员体脂的最低水平为男 5%～7%,女 6%～10%,低于此水平时,不宜再减体重。运动员适宜的减重速度是每周 1 kg,不可超过每周 1.5～2 kg。

（4）在快速减体重期间,适当增加力量训练,保持肌肉力量不下降。

（5）经常监测运动员身体成分和健康状况,尤其关注运动员心理变化,提供心理援助和支持。

（6）禁止使用利尿剂或药物减体重。

本章小结

（1）体重包括脂肪体重和去脂肪体重,体重指数、体脂百分比是衡量肥胖的常用指标。

（2）体重与健康和运动能力的关系密切,瘦体重对健康具有促进作用,也是提升运动能力的重要因素。脂肪过多或过少都会影响身体健康和运动表现。

（3）控体重的主要内容是减去身体多余的脂肪,维持或增加瘦体重。

（4）运动员控体重根据运动项目需求分为快速减体重和慢速减体重。

（5）无论以何种方法控体重,关键问题是要保证控体重的速度和提供安全平衡的营养。

思考题

1. 体重包括哪些组成部分? 如何评价肥胖?
2. 普通人群减重的营养要求和措施都有哪些?
3. 运动员控体重的分类有哪些?
4. 运动员控体重的原则是什么?

第十章

特殊环境下的运动营养策略

本章提要 •••

　　运动人群不可避免地会在不同环境下进行运动,其中热、冷和高原环境由于其环境的特殊性,给身体带来巨大影响。本章针对运动人群在热环境、冷环境和高原环境等特殊环境下进行训练时,所要注意的营养问题予以阐述,为运动人群在特殊环境下通过营养手段科学运动起到指导作用。

第一节 | 热环境下的运动营养

　　热环境包括干热环境和湿热环境两种,干热环境指气温在 28 ℃以上,相对湿度为60%左右的环境;湿热环境指空气湿度超过 60% 的高温环境,包括运动人群在运动中穿着较厚的运动服所造成的微小气候环境。

　　热环境下运动时面临的最大问题是如何保持热平衡,体温调节不利会出现热蓄积,直接影响运动人群的身体健康和运动能力,严重的可导致死亡。

一、热环境对机体的影响

(一)体温调节

　　体温在一定范围内保持相对恒定,是维持机体各项生命活动的基本条件。体温调节主要依赖下丘脑的体温调节中枢,流经下丘脑的血液温度变化和皮肤的热觉感受器可以直接刺激和调节下丘脑的体温调节中枢,精确地将体温调控在 37 ℃±1 ℃。

体温恒定靠产热和散热两种生理过程的调节来实现。安静时机体产热部位主要是内脏器官,包括肝脏、脑、心脏和肾脏,运动时主要依靠骨骼肌。机体散热部位主要是皮肤和呼吸道,散热方式主要有传导、对流、辐射和蒸发。

人体在热环境中运动时,机体除了产热增加,还接受周围环境的热量。为了维持体温,机体主要以蒸发方式散热,通过皮肤汗液和呼吸道水分的蒸发带走多余的热量,维持体温恒定。

(二)心血管系统

处于热环境下,心血管系统将发生明显的变化,主要表现在血量重新分配、心率和血压改变等方面。

体热的增加使体表血管扩张,皮肤血流量增加,而胃肠道、肾脏等内脏血流量相对减少;外周血流量增加,回心血流量减少。为了满足运动时机体散热和骨骼肌血供的双重需要,将心率明显增加作为心排血量的补偿。心率的增加与运动强度和热强度呈正相关。体热增加可使皮肤血管扩张,外周阻力减小,血压明显下降。

(三)神经-内分泌系统

热环境下交感神经系统被激活,表现为先兴奋后抑制。在热环境中持续时间越长,神经系统的疲劳感越明显,后期表现为焦躁。运动时注意力不集中,肌肉工作能力降低,动作准确性和协调性下降,容易受伤。

热环境加强了下丘脑-垂体-肾上腺的功能,加速机体激素的分泌,糖皮质激素、甲状腺素、血浆肾素、血管紧张素、抗利尿激素和醛固酮等分泌增加,调控机体能量代谢、血压、尿液的生成及渗透压和酸碱平衡等。

(四)泌尿系统

热环境下肾脏血流量明显减少,肾小球滤过率显著降低,抗利尿激素分泌的增加有效地促进了肾小管对水分的重吸收,尿量减少。热环境下运动持续时间越长,上述情况越严重,导致尿液浓缩,肾脏负荷加重,出现酸碱失衡,严重时损伤肾脏,尿中出现红细胞、白细胞和蛋白质等。

(五)消化系统

热环境下交感神经系统的兴奋性提高,使得胃肠道功能明显受到抑制。表现为:①强化的体温调节中枢对摄食中枢产生抑制,出现食欲减退,食量减少;②内脏血流量减少,胃肠道处于相对缺血的状态;③消化腺分泌功能减退,消化液如唾液、胃液、胰液和肠液及消化酶分泌量减少,胃肠蠕动减慢,消化功能相应减退。

二、热环境下的营养代谢特点

(一)能量

安静状态下人体在 28 ℃环境中产热量就开始提高,随着气温的升高,产热量进一步提高。运动时骨骼肌大量产热,更增加了机体的热负荷。环境温度越高,运动强度越大,机体的热负荷也越大。

热负荷导致机体能量代谢增加,原因是:①循环系统输送大量血液到体表散热;②大量出汗使得汗腺活动加强,能量消耗增加;③从皮肤蒸发 1 L 水可从体内排出 2 429 kJ(581 kcal)的热量;④交感神经系统兴奋,导致能量消耗增加。

(二)蛋白质

热环境对机体是一种应激,加上运动的双重刺激,组织蛋白质的代谢以分解为主,合成受到抑制。除了热激蛋白、急性反应期蛋白质以及与免疫和运输有关的蛋白表达增加外,绝大多数蛋白质处于高分解状态。

在热环境下,汗液和尿液中有大量含氮物质排出,每 100 mL 汗液含氮 20~70 mg,出汗 7 h 的汗液中约丢失游离氨基酸 1 g 以上。出汗量为 3~5 L/d 时可损失氨基酸 2.8~4.6 g/d。汗液丢失的氨基酸中有 1/3 为必需氨基酸,其中赖氨酸含量最高,肌酸、肌酐、尿素、尿酸等含量也升高,机体处于负氮平衡。

(三)水和无机盐

热环境下,机体为了维持热平衡,汗液蒸发为主要的散热方式。汗液损失主要由运动强度、运动持续时间、环境温度和湿度共同决定,存在个体差异。环境温度越高,运动强度越大,汗液丢失越明显。在高温季节,正常人每日出汗量为 1 L,而在高温下从事体力劳动,排汗量会大大增加,每日平均出汗量达 3~8 L。

汗液是低渗性液体,99%以上为水分,大量水分的丢失将引起血液循环总量减少,血浆渗透压升高,血液浓缩,出现脱水的现象。汗液的分泌不仅使机体丢失大量的水分,同时还有电解质的丢失。汗液中丢失的无机盐主要有氯、钠、钾,其次为钙、镁、铁等。

(四)维生素

热环境的应激使得糖皮质激素分泌量增加,神经递质的合成需要维生素 C,导致维生素 C 的消耗增加。加上出汗使水溶性维生素的排出量增加,其中维生素 C 的排出量最高,可达 10 μg/mL。汗液中维生素 B_1 的量为 0.14 μg/mL,其丢失可占每日供给量的 1/3~1/2,维生素 B_2 的量为 0.11~0.24 μg/mL,这和热环境下机体能量代谢增加有关。

三、热环境下运动的营养需求

热环境下运动人群的能量消耗很大,营养代谢也产生很大变化。因此,要对热环境下运动人群进行合理营养,以便使其更快地适应这种特殊环境。

（一）能量

当环境温度超过 25 ℃时,所处的运动环境每增加 1 ℃,能量消耗要增加 0.5%。在热环境下进行运动,机体能量消耗明显增加,对膳食能量的需要量也要相应增加,总能量摄入可以提高 5%～10%。如果能量不能满足需求,机体极易出现疲乏无力。出现热适应后可逐步增加能量的摄入,满足机体在热环境下运动训练的需求。

考虑到热环境下消化功能减弱,食物以高糖为主,可占总能量的 60% 左右。减少高脂肪食物的摄入,脂肪提供的能量占总能量的比例不超过 30%,以防热环境下出现消化不良和厌食。

（二）蛋白质

热环境下要加大对蛋白质的摄入。但由于蛋白质的食物热效应较强,过多的蛋白质摄入会加大机体热量的释放,同时还会增加对水的需求,因此蛋白质的供给以占总能量的 12%～15% 为宜,可在 14% 左右。膳食中蛋白质以优质蛋白为主,如鸡蛋、牛奶、瘦肉、鱼虾、豆类,以加大机体对蛋白质的利用率。

（三）水和无机盐

热环境下运动人群要加强水和无机盐的补充。通常在运动前 20 min 补充 300～500 mL 冷水或温水;运动中每隔 20 min 左右少量多次补液 100～300 mL,每小时补液的总量以不超过 800 mL 为宜;运动后补液也应少量多次,不可一次大量饮水。饮料以低渗和低糖为主,浓度为 5%～7%,钠盐的浓度为 0.1%,同时应含有适量的钾。多吃蔬菜和水果,以获得足量的无机盐和维生素,恢复机体水和电解质平衡。

（四）维生素

热环境下机体应加大对维生素 C、维生素 B_1、维生素 B_2、烟酸等的供给。每日维生素 C 的供给量为 150～200 mg,维生素 B_1 为 5 mg,维生素 B_2 为 3～5 mg,烟酸为 30～50 mg 才能满足机体的需要。

四、热环境下的饮食措施和注意事项

（一）饮食措施

饮食上可采取一日多餐制,避免食欲减退。饮食宜多样化,增加新鲜蔬果和豆

类的摄入。烹调以清淡可口为主,减少油炸或重油、重口味的食物。热环境下以下列食物作为参考:糖拌西红柿、蒜泥拍黄瓜、糟卤毛豆、凉拌苦瓜、西芹百合、醋熘白菜、凉拌腐竹、五香牛肉、白斩鸡、白灼虾、清蒸鱼等,另外,还可食用清热解暑的西瓜、酸梅汤、绿豆汤、柠檬茶、菊花茶、荷叶粥等。为提高食欲可适量摄入葱、蒜、姜、醋以开胃,它们同时可杀菌,以保障饮食卫生。

(二)注意事项

大量出汗后要及时补充水和无机盐,单纯大量补水会导致低钠血症。除了含盐饮料外,新鲜的蔬菜和水果是无机盐和维生素的良好来源。不建议热环境下运动人群饮用碳酸气饮料、含酒精饮料及冰镇饮料。

运动人群如何预防中暑?

中暑(sun stroke)是热环境下因热平衡与水盐代谢紊乱引起的一种以中枢神经系统与心血管系统障碍为主的急性疾病,包括热痉挛、热衰竭、热射病(含日射病),日射病是一种致死性疾病。

中暑早期表现为明显的四肢肌肉和腹肌痉挛,神志清醒,体温多正常。热痉挛持续发展下去,机体会出现头晕、头痛、心悸、恶心、出汗等现象,后期出现明显的脱水症、体温轻度上升、多汗等。当热衰竭持续下去或散热途径受阻、体温失衡时,则会出现无汗并伴有高热、意识障碍、嗜睡昏迷等,死亡率很高。

运动人群预防中暑的主要措施是:①不要在气温最高时运动,运动场所增加通风、降温并对阳光进行遮挡;②穿着透气性强的服装,有适当防晒装备;③足量饮水,每小时至少500~800 mL,水中含有适量的盐和糖;④密切观察运动者的反应,当有中暑早期表现时立即停止运动,采取降温措施,及时补水。

第二节 | 冷环境下的运动营养

冷环境指环境温度低于10 ℃的环境,包括地区、季节和职业低温。冷环境下运动包括冬季运动项目(雪上项目和冰上项目),以及冬季运动人群进行训练等。冷环境下气温低,空气干燥,风速大,机体各器官系统会产生相应变化以适应这种特殊环境。

一、冷环境对机体的影响

（一）体温调节

处于冷环境时，机体通过减少散热和增加产热两种途径来维持体温恒定。

在冷环境中，机体可通过传导、对流、蒸发、辐射带走热量。风速越大，空气越干燥，机体散热越多。低温水通过传导散热更多。机体通过呼吸也可带走大量热量，同时丢失一部分水分。由于体温高于周围环境，机体也会通过辐射散热。为了减少散热，冷环境下皮肤毛细血管收缩，使皮肤血流量减少。皮肤温度随环境温度发生变化，环境温度越低，皮肤温度下降越多。冷环境下，机体通过寒战产热，但寒战产热量有限，不能维持体温。

（二）循环和呼吸系统

处于冷环境下，皮肤血管收缩，外周阻力加大，血压上升，导致心率加快、心排血量增加。同时，冷环境下机体血液黏度上升，红细胞比容增加，血流阻力增大，血流速度减慢，心脏负荷加重。

冷环境下运动时呼吸频率加快，呼吸深度加深，使冷空气的刺激更加明显，气管和支气管分泌物增加，支气管狭窄，气道阻力增加，容易导致运动性呼吸道痉挛和哮喘。

（三）内分泌和泌尿系统

在冷环境中，机体甲状腺素分泌增加，肾上腺皮质活动加强，血液中儿茶酚胺水平升高，提高机体大多数组织的耗氧量和产热量，尤其以心脏、肝脏、肾脏、骨骼肌最为显著。同时，冷环境也可促进机体褐色脂肪组织分解产热。

冷环境下由于外周皮肤血管收缩，流经肾脏的血流量增多，加上抗利尿激素分泌减少，机体容易产生多尿。

（四）神经、肌肉

冷环境可影响机体外周神经系统，影响肌肉关节的功能，使肌肉的收缩力、协调性和灵活性减弱。中枢神经系统在冷环境下，易发生注意力不集中、反应时间延长、视觉灵敏度减弱、判断力下降等。因此，冷环境下运动容易受伤。

二、冷环境下的营养代谢特点

（一）能量

冷环境下人体热能需要量较高，这和机体基础代谢升高、机体散热增加导致产热增加等有关。冷环境下机体基础代谢可增加 10%～15%,加上运动训练,运动人群总能量的需求可增加 20%左右。

在机体尚未适应冷环境时,糖是热能的主要来源。随着在冷环境下运动时间的延长,机体由以糖为主的热能来源转变为以脂肪和蛋白质供给能量为主。气温越低,能量消耗越多,蛋白质和脂肪的分解越强,从而导致体重下降。

（二）水、无机盐和维生素

不同于热环境,冷环境下的脱水和失盐问题容易被忽略。冷环境下尿量排出增多,从尿中排出大量水分,氯化钠和其他无机盐丢失较多。冷环境下运动时由呼吸道丢失的水分也会增多。冷环境下运动时机体仍然会出汗,而且出汗率也会比较高,防止运动造成的体温过度升高。

冷环境下机体易缺乏钙和钠,钙的缺乏主要由于膳食来源缺乏,加上日照时间短,致使维生素 D 合成不足,从而导致钙的吸收减少。

冷环境下,机体对维生素的需要量比常温时显著增加,这是由于低温环境使热能消耗增加,与能量代谢密切相关的维生素 B_1、维生素 B_2 和烟酸的需要量也随之增加。低温环境下由于日照减少及食物来源受限,机体往往出现维生素 D 不足,进而影响到钙的吸收。

三、冷环境下的运动营养需求

（一）能量

冷环境下机体能量需求增加,结合运动的能量消耗,膳食总能量也要相应增加20%～25%。在膳食供给方面,也应做相应的调整,增加脂肪热能来源,脂肪供能可以占到 30%～35%。当然,糖在膳食中的比例仍要保持在较高的水平,以保证机体的运动能力。蛋白质的供给量应占总能量的 15%左右,其中优质蛋白应占总蛋白摄入的 1/3。同时,还保证必需氨基酸摄入的合理比例,其中甲硫氨酸对提高耐寒能力十分重要。因此,在提供的蛋白质中,应有1/2 以上的动物蛋白,以保证充足的必需氨基酸供给。

（二）水、无机盐和维生素

冷环境下机体对钠的需求增加,膳食中食盐的摄入可适当提高。冷环境下阳光照射不足,导致机体维生素 D 的合成不足,从而直接影响钙的吸收,故饮食中增加富含钙和维生素 D 的食物的摄入,牛奶和豆制品是不错的选择,有必要的话补充维生素 D 和钙的营养补剂。适量补锌可提高人体的耐寒能力,富含锌的海产品和肉类应适当增加。冷环境下能量消耗增加,维生素 B_1 和维生素 B_2 的需求也要相应增加。

冷环境下运动人群饮水的主动性会下降,因此,必须认识到冷环境下补水的重要性。养成规律补水的习惯,运动前、运动后与运动中都要注意补液,防止脱水。

四、冷环境下的饮食措施和注意事项

(一)饮食措施

提供充足的热能,适当增加脂肪及蛋白质含量丰富的肉类及坚果,如羊肉(排)、牛肉(排)、核桃、花生、芝麻等食物。食物应注意多样化,新鲜蔬菜和水果要有,尤其要加强绿叶菜的摄入。可以一日多餐和适当加餐,摄入巧克力等能量密度较高的零食。

(二)注意事项

食物应注意保温,吃热食,不要吃生冷食物。不吃寒凉性的食物,如绿豆、梨、西瓜等。饮用温水,不要饮用冷水。不要饮酒。

运动人群如何预防冷损伤?

冷损伤是寒冷及其他因素共同导致全身或局部温度下降引起的全身或局部病症的总称。按照损伤的发生范围,冷损伤分为全身性冷损伤和局部性冷损伤两类。

全身性冷损伤即低体温,又称体温过低或冻僵,指人体无法维持正常体温,导致深部温度下降到 35.0 ℃以下。冻僵分为以兴奋为主的功能代偿期和以抑制为主的功能衰竭期。冻僵初期呼吸和心率加快,血压升高,四肢温度下降,继而出现颤抖、反应迟钝、思维混乱,后期出现深度昏迷和死亡。

局部性冷损伤又称冻伤,多发生在手、足、颜面、耳和鼻等部位,早期表现为暴露部位组织缺血,寒冷感、疼痛、知觉丧失,后期严重的会出现组织坏死。

运动人群预防冷损伤的主要措施是:①穿戴具有御寒功能的运动装备;②不能在空腹或饥饿状态下运动,适当摄入零食补充能量;③饮热水或温水,食物热量要充足,饮食多样化;④运动前充分热身,运动结束后充分拉伸,注意运动出汗后的保暖。

第三节 高原环境下的运动营养

高原一般指海拔高度在 3 000 m 以上的地区,高原环境总的自然特点是气压低、低氧、昼夜温差大、寒冷、风沙大、日照时间长、干燥、辐射强。运动人群在这种特殊环境下进行训练或比赛,对于营养的需求不同于在平原地区。

一、高原环境对机体的影响

(一)高原环境的自然特点

高原环境的自然特点不同于平原环境,在气压、气温与湿度、气流辐射等方面有自身特点。

1. 气压特点

随着海拔高度的上升,空气逐渐稀薄,气压也逐渐递减,空气中氧分压随之下降。在海拔 1 000 m 高度时氧分压为 140 mmHg,2 000 m 高度时氧分压下降为 125 mmHg,在 3 000 m 高度,氧分压降为 110 mmHg。气压的持续下降使机体血氧饱和度降低,出现缺氧症状。

2. 气温与湿度特点

在对流层下部的气温,高度每增加 150 m,气温下降约 1 ℃,同时绝对湿度也随海拔高度的增加而降低。因此,高原气候较干燥,机体水分散发较快,机体易出现口渴、黏膜干燥等现象,脱水、冻伤等现象也容易发生。

3. 气流的特点

高原环境中随着海拔高度的增加,空气流动的速度也增加。过大的风速易使人体体温下降,体热散发增加,故运动人群要注意保暖防寒。

4. 辐射的特点

高原地区空气稀薄,日照时间长,太阳辐射和紫外线照射量较高,人体易受到较强辐射,易引起皮炎、雪盲等症状。

(二)高原环境对机体的影响

1. 神经系统

脑组织高度依赖氧的供应,对缺氧最为敏感。海拔 2 000 m 左右的高度对机体是一种轻度缺氧,可引起大脑皮层兴奋性增高,易出现睡眠不好、失眠、多梦,少数人会出现头痛、头晕等现象，严重时会诱发脑水肿。大脑的一些神经递质如多巴胺、5-羟色胺等的合成高度依赖氧，缺氧可导致记忆力和注意力下降。高原低氧环境对视功能也有影响，2 000 m 左右的海拔高度就会出现视力损害。

2. 呼吸系统

高原缺氧可刺激周围化学感受器，机体即使在安静状态下呼吸，也会使肺通气量加大，耗氧量增加。为了适应缺氧环境，机体往往会呼吸加快、加深，使机体通过呼吸道排出水分和二氧化碳含量增加。肺通气量的过度增加，使血浆 $NaHCO_3/H_2CO_3$ 值升高，引起呼吸性碱中毒。

3. 心血管系统

高原环境下因缺氧的刺激，呼吸加深加快，使得回心血量增加，心率加快，心排血量增加。由于肺血管收缩加强，肺动脉压力增加，右心室负荷加重。加上后期红细胞生成增加，血液黏稠度增加，进一步加重心脏负荷。

4. 内分泌系统

高原环境的刺激使交感-肾上腺髓质系统功能加强，血浆儿茶酚胺水平增高。低氧还刺激下丘脑-垂体-肾上腺皮质系统和肾素-血管紧张素-醛固酮系统，促肾上腺皮质激素、皮质醇等激素分泌增加。

5. 消化系统

处于高原缺氧环境，机体为确保心脏、脑、肺等重要器官的供氧，会减少消化系统的供氧，使机体胃肠道功能受到抑制，消化吸收能力下降，容易出现食欲减退、胃肠功能紊乱、恶心、呕吐、腹泻、腹胀、消化不良等症状。

二、高原环境下的营养代谢特点

（一）能量

为了在高原环境下获得更多的氧气，机体通过心率加快、血液循环加速、提高肺通气量来保证机体的正常需氧量，因此机体代谢加快，能量消耗增加。同时，高原寒冷环境会导致机体散热明显增多，机体通过增加产热量来维持体温，这是机体能量消耗增加的又一原因。高原特殊环境对机体产生应激，内分泌活跃，这些都导致机体能量消耗增加。

（二）产能营养素

处于高原缺氧环境时，由于胃肠道功能受到抑制，机体的消化吸收能力下降，运动人群容易食欲减退，因此营养摄入也会受到影响，出现体重下降。体重的减少最初是由于体液的丢失，如果继续能量摄入不足会出现蛋白质和脂肪组织的丢失。

初入高原的运动人群会通过加大糖酵解反应来获取能量,致使血乳酸浓度增加。经过一段时间的适应产生习服后,机体有氧代谢能力提高,血乳酸浓度可降低。缺氧对机体脂肪代谢影响较大,在缺氧情况下脂肪氧化不完全,酮体生成增加。蛋白质虽不能作为运动时的主要能源,但在高原缺氧环境中,体内蛋白质分解增强,合成减弱,致使机体出现负氮平衡。当机体出现习服后,蛋白质合成可逐步加强。

（三）水和无机盐

高原环境干燥、风速大、温度低,机体水的丢失比较可观,机体水的丢失包括尿量增加。尿量增加,容易导致钾的排出增加。

高原缺氧时,体内锌和铁含量下降较为显著。锌可以抑制机体自由基的生成并加强自由基的清除,恢复受损伤的免疫细胞功能,对提高高原缺氧环境下的抗氧化能力具有重要作用。高原缺氧环境下铁的需求增加,尤其是在初期,原因是缺氧可导致红细胞代偿性合成增强,血红蛋白的合成需要铁。同时,与有氧代谢密切相关的酶及线粒体的合成增加,都需要铁的供应。

（四）维生素

高原环境下,机体能量消耗增加可导致其对维生素的需求量增加,尤其是维生素 B_1、维生素 B_2、烟酸、维生素 C 等。维生素 B_1 在体内主要参与糖的代谢,维生素 B_2 作为辅酶参与机体的能量代谢和生物氧化。维生素 B_1 严重不足会使体内 ATP 生成发生障碍,神经传导受阻。

缺氧条件下机体产生自由基较多,脂质过氧化增强,导致机体对维生素 C 和维生素 E 的消耗量增加。维生素 E 具有消除自由基和脂质过氧化物的功能,保护组织细胞免受脂质过氧化物的损害。另外,在高原环境中,由于红细胞生成增多,血液黏稠度增加,不利于血液循环。维生素 E 具有降低血小板的聚集作用,可缓解血液黏稠现象。

三、高原环境下的运动营养需求

处于高原特殊环境,合理的营养可以帮助运动人群加速习服过程,尽快适应高原环境并投入运动训练中,减少高原环境带来的负面影响。

（一）能量

在高原训练过程中,膳食中热量要满足运动需求,同时还要保证各种营养素数量充足,比例合适。能量摄入可比在平原环境下多 10% 左右,突出糖的摄入,每日至少 400 g。糖不仅容易消化吸收,提高机体耐缺氧的能力和维持运动能力,减轻高原反应,还能节约蛋白质的消耗。

在高原训练中,脂肪摄入量不宜过多,尤其是动物性脂肪要少吃,提高对优质蛋白的摄入。膳食中蛋白质、脂肪、糖应分别占能量供给量的 12%～15%、20%～30% 和 60%～65%,即高糖、低脂肪、适量蛋白质。

（二）氨基酸

在高原环境中,可直接摄入氨基酸以促进对其吸收,如补充支链氨基酸可以防止中枢疲劳的出现,摄入色氨酸含量丰富的食物可以改善运动员睡眠障碍。精氨酸、甘氨酸、牛磺酸、鸟氨酸等能促进生长激素、睾酮、胰岛素及相关激素的分泌,有利于肌肉蛋白质的合成,在高原训练时都可加以摄取。

（三）维生素

高原训练时,机体承受高原缺氧和运动缺氧双重刺激,新陈代谢加剧,机体对维生素的需求比在平原环境增加 2～4 倍,尤其是在高原训练的前期。维生素 B_1、维生素 B_2 的摄入量可以达到 3 mg/d。维生素 C、维生素 E、β-胡萝卜素具有较好的抗氧化能力,在高原训练时可加强摄取,维生素 E 的补充量可为 400 mg(α-TE/d)维生素 C 的补充量为 250 mg/d。

（四）无机盐

锌和铁是高原环境下运动人群需要强化的营养素。补锌主要从食物中来,海产品、红色肉类、蛋类、豆类和花生都是锌的良好食物来源。补锌时,每日补充量不宜超过 15 mg。高原训练期间,机体对铁的需求增加,故在膳食中应增加对含铁丰富的食物如红色肉类、蛋黄、豆类和鱼类等的摄入。除了通过膳食途径获得铁外,有些运动员可以适量补充对胃肠刺激反应较小的铁制剂,补铁量一般为 18～24 mg/d。女运动员在月经期及月经后 7 d 内,每日服铁剂量可适当增加,同时辅以维生素 C 的摄入。

另外,中、长跑运动员在高原训练时,补充适量的钾、钠和镁也是非常有必要。钾、钠、镁等矿物质会随汗液流失,因此每升水中加入葡萄糖 3.56 g、氯化钠 0.47 g、氯化钾 0.30 g、枸橼酸钠 0.53 g 对于运动员维持电解质的平衡是必要的。

（五）水的补充

高原空气干燥,日照较强,人体运动时呼吸次数增加,通气量明显加大,非常容易脱水。一旦体液大量丢失,又不能及时补充,将严重影响人体的正常生理功能和运动能力。大量体液的丢失导致血容量减少,血液浓缩,不利于氧和营养物质的运输及有害物质的清除,还会增加心脏负荷。

在高原训练时,补水时应采取少量多次的原则,每次的补水量为 200～300 mL。水的补充不宜太多,防止出现脑水肿和肺水肿。

四、高原环境下的饮食措施和注意事项

(一)饮食措施

高原环境下机体消化功能减弱,但能量需求增加,传统的一日三餐会导致每餐摄入过多的食物。故运动人群可以一日多餐(四餐或五餐)代替平原训练时的一日三餐,或者适量加餐。每餐的摄入量不能太多,尤其晚餐的摄入量不宜过多,以免增加机体肠胃功能负荷,影响睡眠。食物应易消化,如小米粥,少摄入一些油腻、难消化、易产气的食物。膳食纤维对人体健康具有一定的生理意义,但在高原训练期间,摄入的膳食纤维不宜过多,富含膳食纤维的食物除了可影响营养素的吸收利用,还会引起胀气和腹部不适等,如萝卜、韭菜等。

(二)注意事项

高原训练期间,应禁止空腹和饱腹后立即运动。运动后至少休息 50 min 再用餐,用餐后至少休息 2 h 再训练。禁止剧烈运动后大量饮水。不要饮用含有咖啡因和酒精的饮料,禁止吸烟。

高原特殊环境下可以使用具有改善细胞缺氧和应激适应水平的营养物质,如红景天是生长在高寒地带的一种药用植物,含有 16 种游离氨基酸,11 种微量元素及维生素 C,具有抗缺氧、抗疲劳、抗寒冷、抗辐射的作用,可提高机体的免疫能力和工作效率。另外,黄酮类、皂苷类、多酚类物质对延缓机体疲劳的出现也具有明显的作用,高原训练期间可以考虑使用。

运动人群如何预防急性高原病?

急性高原病(acute high altitude sickness,AMS)指世居平原者从平原快速进入海拔 3 000 m 以上的地区时,因低压、低氧等环境因素导致的头晕、头痛、恶心、呕吐、气短、心慌、失眠、厌食、腹痛、口唇发绀、手足发麻等一系列综合征。急性高原病包括急性高原反应、高原肺水肿和高原脑水肿 3 种类型,一般情况下,急性高原病多发生在进入高原后 24 h 内,1～2 周适应后症状可自行消失。但高原脑水肿发病急,临床表现以严重头痛、呕吐、共济失调、进行性意识障碍为特征。高原肺水肿是当人们由平原快速进入

高原后,缺氧导致肺动脉压突然升高,毛细血管内液体渗出至肺间质和肺泡,出现呼吸困难、头痛、咳嗽、活动受限等。高原肺水肿和高原脑水肿是急性高原病的严重形式,可危及生命。

运动人群预防或减轻急性高原反应,可以采取以下措施:①进入高原之前进行身体检查,身体条件不符合的人群不宜进入高原;②进入高原初期,不宜进行剧烈活动,要有过渡适应期;③饮食遵循高糖、低脂、适量蛋白质原则,适量饮水;④可以补充红景天、沙棘、银杏叶提取物,缓解急性高原反应;⑤补充褪黑素,改善睡眠质量。

本章小结

(1) 热环境下运动机体能量代谢加强,运动员要增加对于能源物质的摄取,膳食中加大糖和蛋白质的摄入,减少脂肪的摄入。热环境下机体易出汗,导致水和无机盐的丢失,故要加大对水和无机盐的补充。

(2) 冷环境下机体能量消耗增加,运动员要加强糖和不饱和脂肪酸的摄入。对维生素的补充也要加强。低温环境下同样要注意水的补充,以及富含钠、钙、钾、镁、锌等无机盐的摄入。

(3) 高原环境下由于缺氧、寒冷,运动员能量消耗增加,机体要注意全面营养。膳食中蛋白质、脂肪、糖应分别占能量供给量的 12%～15%、20%～30% 和 60%～70%,即高糖、低脂肪、适量蛋白质。加强抗氧化物质的摄入,增加铁的补充。同时,可以考虑特殊营养物质的摄入。

思考题

1. 热环境下运动人群补充水时要注意什么问题? 为什么?
2. 热、冷环境下机体能量的消耗有什么特点? 如何在营养上予以加强?
3. 高原环境下运动人群总的膳食原则是什么? 为什么?

第十一章

不同人群的运动营养策略

本章提要 ●..

　　本章主要针对儿童青少年和女性运动人群的生理特点,结合运动需求,介绍其营养问题。随着人口的老龄化,老年人群的运动营养问题也得到关注。因此,本章阐述儿童青少年和女性及老年人的运动营养策略,为通过运动营养手段促进健康,提升运动能力提供参考。

第一节 | 儿童青少年的运动营养

　　儿童青少年时期是人生比较重要的时期,儿童期一般指 0~14 岁,本书指 6~12 岁;青少年期为 14~25 岁,本书指 13~17 岁,这个时期还包含青春发育期。儿童青少年运动人群正值生长发育期,新陈代谢旺盛,除了正常的生活、学习外,还需要完成运动训练,对营养素有更高的要求。因此,儿童青少年运动人群的合理营养就显得尤为重要。

一、儿童青少年运动人群的营养代谢特点

　　儿童青少年处于生长发育期,其解剖生理特点不同于成人,运动能力与成人相比也有较大差别,因此营养需求有自身特点。

(一)能量

　　儿童青少年运动人群除了要满足运动时消耗的能量外,还要保证生长发育的需要。生长发育所需的能量为总能量供给的 25%~30%,用于新生组织的合成

及储存能量,每增加 1 g 体重储存在新生组织中的能量约为 2 kcal。运动所消耗的能量使得儿童青少年运动人群的能量需求增加。能量摄入不足将影响机体生长发育,也会影响运动训练效果。

儿童青少年运动人群的能量需要量根据性别、年龄和运动训练强度来定。表11-1 是中国 6～17 岁学龄儿童的能量平均需要量,儿童青少年运动人群可以结合体力活动水平加以参考。在能量摄入中,糖占总热能 50%～60%,脂肪为 25%～30%,蛋白质为 14%～16%。

表 11-1　中国 6～17 岁学龄儿童的能量平均需要量

年龄 (岁)	能量平均需要量(kcal/d)					
	男			女		
	Ⅰ	Ⅱ	Ⅲ	Ⅰ	Ⅱ	Ⅲ
6	1 400	1 600	1 800	1 250	1 450	1 650
7	1 500	1 700	1 900	1 350	1 550	1 750
8	1 650	1 850	2 100	1 450	1 700	1 900
9	1 750	2 000	2 250	1 550	1 800	2 000
10	1 800	2 050	2 300	1 650	1 900	2 150
11	2 050	2 350	2 600	1 800	2 050	2 300
14～17	2 500	2 850	3 200	2 000	2 300	2 550

资料来源:中国营养学会.中国居民膳食营养素参考摄入量(2013 版).北京:科学出版社,2014.
注:Ⅰ、Ⅱ、Ⅲ 分别代表身体活动水平轻、中、重。

（二）蛋白质

蛋白质是机体组织细胞的主要组成成分,各器官的合成都需要以蛋白质作为原料,此外,蛋白质还构成调节机体各种生理功能的酶、激素、抗体、血红蛋白等物质。儿童青少年处于生长发育的快速时期,组织器官的生长发育离不开蛋白质,同时运动训练时也会消耗蛋白质,因此儿童青少年运动人群对蛋白质的需求较高,约为成人的 1.5 倍,比同龄人每日要增加 10～20 g 蛋白质的摄入。

（三）脂类

脂类对维持儿童青少年的生长发育和健康非常重要。类脂中的磷脂、胆固醇是组成细胞膜、神经髓鞘和脑细胞的重要成分,必需脂肪酸具有促进大脑及认知发育的作用,但反式脂肪酸对认知功能却有损害作用。脂肪类食物是脂溶性维生素的良好溶剂,脂溶性维生素对于儿童青少年的免疫功能、视力形成、骨骼生长等都具有促进作用。因此,儿童青少年需要摄入的脂肪供能比为 25%～30%,有的项目如游泳可以达到 35%,必需脂肪酸中的亚油酸至少应占总热量的 4%。

（四）糖

糖的主要功能是提供能量,也可以和脂肪、蛋白质组成糖脂、糖蛋白在机体发挥多种作用。儿童青少年运动人群糖的消耗量大,故应加大对糖的摄入,摄入量取决于运动消耗量的实际情况,占总能量的比例为 50%～60%。

（五）无机盐

儿童青少年对无机盐和微量元素的需求较高,其中比较重要的有钙、铁、锌等。

1. 钙

儿童青少年运动人群处于生长发育的关键时期,钙的需求超过成人,每日膳食的供给量应达 1 000～1 200 mg,可多摄入富含钙的食物如奶制品、鱼贝类、虾皮、豆制品等。在摄入钙的同时要注意维生素 D 的补充,长期在室内训练的儿童青少年运动人群,缺乏足够日光的照射,影响体内维生素 D 的合成,可适当补充维生素 D 和钙制剂。

2. 铁

铁是儿童青少年容易缺乏的一种微量元素,尤其对儿童青少年运动人群,原因在于生长发育和运动使其对铁的需求增加,包括血容量、红细胞铁需求和血红蛋白浓度的增加等。在青春期前和青春期,血红蛋白浓度女性由 130 g/L 可增加到 133 g/L,男性增加到 141 g/L,铁平均总需求比青春期前多 2 倍。一方面,机体对铁的需求增加;另一方面,运动训练时大量出汗会造成机体铁丢失,女运动员还可经月经血丢失铁。

除此之外,饮食中铁摄入不足也是引起机体缺铁的主要原因之一。植物性食物中的非血色素铁吸收利用率差,仅有 1%～5%。动物性食物铁主要是血色素铁,吸收率高,可达 20%～30%。因此,儿童青少年运动人群要多摄入富含铁的食物,尤其是动物性食物。维生素 C 可促进铁的吸收,运动员可结合补充。

3. 锌

锌是人体必需的微量元素,是数百种酶的构成成分,参与调节机体众多代谢,与生长发育、免疫功能密切相关。儿童青少年缺锌会使食欲降低,影响生长发育。锌可从汗液、尿液中排出,运动训练时大量出汗会导致锌丢失。富含锌的食物有海产品、禽畜类等,食物加工过程能导致锌的损失,要避免摄入过度加工的食物。

（六）维生素

儿童青少年具有生长发育的特殊需要,对维生素的需求也不同于成人,其中维生素 A、维生素 D、维生素 B_1 和维生素 B_2 尤其重要。

1. 维生素 A

儿童青少年处于生长发育的高峰期,缺乏维生素 A 将使生长发育受阻、抵抗力下降。对于视力要求集中的运动项目,如射击、击剑、乒乓球等项目维生素 A 的供给量要适当提高。动物肝脏和蛋黄是维生素 A 的良好食物来源,绿叶蔬菜和橙黄色水果富含类胡萝卜素,其可以在体内转化为维生素 A。此外,适量补充鱼肝油也是良好的选择之一,但不可过量补充。

2. 维生素 D

维生素 D 能调节钙、磷代谢,促进骨骼和牙齿的正常发育,对于处在生长发育时期的儿童青少年尤为重要。儿童青少年运动员由于运动训练和生长发育的需要,对维生素 D 的需求量更高。维生素 D 一方面可通过阳光照射,由皮肤下 7-脱氢胆固醇转化而来,另一方面可通过食物摄入。富含维生素 D 的食物主要有动物肝脏、禽蛋等。对于冬春季节及以室内项目为主的儿童青少年运动人群要加强维生素 D 的摄入。同样,维生素 D 摄入过多会在体内蓄积,故不能摄入过量,以 $200 \sim 400U$ 为宜。

3. 维生素 B_1 和维生素 B_2

维生素 B_1 和维生素 B_2 都与能量代谢有关,能量消耗越多,维生素 B_1 和维生素 B_2 需求就越高。儿童青少年运动人群鉴于生长发育和运动训练的原因,能量消耗远高于同龄人,故维生素 B_1 和维生素 B_2 需求也高于同龄人。

按热能消耗的比例计算,每消耗 1 000 kcal 的能量需要维生素 B_1 和维生素 B_2 的量为 1 mg。维生素 B_1 在谷类食物中含量较高,同时豆类、坚果、肉类、蛋类中维生素 B_1 的含量也比较丰富;富含维生素 B_2 的食物有肉类、蘑菇、鱼类及蛋类,运动人群可多加摄入。

(七) 水

水是机体重要的组成成分之一,在体内分布极为广泛,是维持生命活动的必需物质。运动时机体通过汗液的蒸发带走大量热量,维持体温恒定。

有研究发现,儿童体温调节能力不如成人,与成人相比,儿童的体表面积与体重的比值较大,当外界环境温度高于皮肤温度时会从环境中吸收更多的热量;当周围环境的温度低于体表温度时,单位体表面积的产热量要高于成人。由于儿童青少年的汗液蒸发机制发育还不完善,每小时出汗率和单位体表面积出汗率为成人的 $1/3 \sim 2/3$,出汗低于成人。出汗率低会限制蒸发散热,更容易导致深部体温升高、心血管负荷加重,影响运动能力。故儿童青少年运动人群在运动时要注意水的摄入,使热调节功能和呼吸循环系统功能不因水的缺乏受到影响。

二、儿童青少年运动人群的营养素需求

(一)6～12 岁

1. 能量

1 400～2 600 kcal/d(男性)或 1 250～2 300 kcal/d(女性),具体结合年龄、运动训练项目和训练强度来定。

2. 蛋白质

每日 70～90 g,可以达到 3.0 g/kg,在总能量中的比例为 14%～18%。

3. 矿物质

钙为 1 000～1 200 mg/d,铁为 10～15 mg/d(男性)或 10～18 mg/d(女性)。

4. 维生素

维生素 A 为每日 500～700 μg 视黄醇当量,维生素 D 为 10 μg/d。维生素 B_1 和维生素 B_2 结合运动训练时的能量消耗具体制定,每消耗 1 000 kcal 的能量需要维生素 B_1 和维生素 B_2 的量为 1 mg。

(二)13～17 岁

1. 能量

2 500～3 200 kcal/d(男性)或 2 000～2 550 kcal/d(女性),具体结合运动训练项目和训练强度制定。

2. 蛋白质

每日 2.0～2.4 g/kg(每日总蛋白质量 90～110 g),占总能量的比例为 14%～16%。

3. 矿物质

钙为 1 000 mg/d,铁为 16 mg/d(男性)或 18 mg/d(女性)。

4. 维生素

维生素 A 为每日 820 μg 视黄醇当量(男性)或 630 μg 视黄醇当量(女性),维生素 D 为 10 μg/d。维生素 B_1 和维生素 B_2 结合运动训练的能量消耗具体制定,每消耗 1 000 kcal 的能量需要维生素 B_1 和维生素 B_2 的量为 1 mg。

三、儿童青少年运动人群存在的营养问题

(一)三餐不合理

有的儿童青少年运动人群不吃早餐,原因是没有食欲或者没有时间。有的早

餐吃得特别马虎,种类单一,或者油腻。有的没有食欲,吃得特别少,敷衍了事。有的运动人群早上空腹做早操,有的吃完早餐后立即开始训练。

相比之下,儿童青少年运动人群下午训练结束后有的没有食欲,或者训练得太晚,食堂饭菜变凉或剩下的很少,晚餐选择不吃或吃得很少。有的将方便面和火腿肠作为晚餐。控体重的运动员有的不吃晚餐,或以零食代替正餐。

有的运动员晚餐却吃得很多,甚至暴饮暴食,晚上甚至还要加餐或吃夜宵,加餐以外卖为主。

(二)偏食/挑食,爱吃零食

儿童青少年运动人群往往喜欢吃油炸、口感好的食物,这些食物通常过油或过咸。有的运动员喜欢吃腌制类食物。有的运动员每餐以肉类为主,少见主食和蔬菜。有的不吃水果,很少摄入奶类。有的运动员不吃或很少吃鱼虾等水产类食物,只吃猪肉或牛肉。

儿童青少年运动人群普遍喜欢吃零食,尤其是女运动员。在零食的选择上多数以口味作为首选,喜欢高盐、高糖、高油的零食。喜欢睡前吃零食,或者用零食替代正餐。喜欢喝饮料,尤其是含糖饮料和碳酸饮料。

(三)训练中不重视加餐和补液

儿童青少年本身新陈代谢旺盛,加上运动训练的消耗,很容易在训练中饥饿,通常发生在上午 10:00 和下午 3:00～4:00。在饥饿的情况下训练,注意力不集中,不仅训练效果不理想,还极易发生运动损伤。儿童青少年对脱水的感知通常弱于成人,加上运动训练出汗量大,水的丢失更加明显,但儿童青少年补水的意识不强,往往等感觉口渴后才想到饮水。

四、儿童青少年运动人群的饮食措施和注意事项

(一)饮食措施

1. 食物多样

膳食包括谷薯类、蔬菜水果类、鱼禽蛋肉、奶类、大豆、坚果类。每日 12 种以上食物,每周 25 种食物。每日至少要有 1～2 个鸡蛋、1 杯牛奶或酸奶、2 种主食、2 种肉类、2 种蔬菜、2 种水果。每餐要有蔬菜,水果不能代替蔬菜。每日膳食粗细搭配和荤素搭配。

2. 合理安排一日三餐和加餐

一日三餐,按时就餐。早餐、中餐和晚餐提供的能量分别占每日膳食总能量的 30%、40% 和 30%。

早餐一定要吃,含有 4 个品种的早餐质量较高(包括主食、肉、蛋、奶、蔬菜、水果),含有 3 个品种的早餐质量一般,仅有 1~2 个品种的早餐质量较差。

根据运动训练情况适当加餐,加餐的食物容易消化吸收,量少,易携带,如牛奶、酸奶、水果、坚果、面包等。可以安排在训练前、训练中或训练后,以不影响训练和正餐为宜。

3. 合理补液

儿童青少年运动人群由于运动训练出汗,容易导致水和电解质的丢失。在出汗量不高的情况下,可以补充纯水。当出汗量大时,要积极主动补液,补充水的同时要注意补糖和电解质。

（二）注意事项

（1）加餐的食物最好能够独立包装,保证食品安全和卫生,如小包装的什锦坚果与果干、盒装牛奶和酸奶、香蕉等。

（2）不吃含有反式脂肪酸(含有起酥油、氢化植物油等成分)的食物。少吃精加工或过度加工的食品和高油、高盐、高糖的零食,以坚果、水果、奶制品为零食首选。

（3）除了训练中和训练后补充含糖饮料外,其余时间不补充。不喝含碳酸、酒精和咖啡因的饮料。

第二节 | 女性的运动营养

目前,女性参加运动的人数越来越多,女运动员的人数也在增加,几乎所有的运动项目都设有女子项目。女性有自身的生理特点,在日常训练和比赛时营养需求有别于男性,因此有必要对女性运动人群的营养问题予以关注。

一、女性运动人群的营养需求

（一）生理特点

女性的心血管功能低于男性,每搏输出量、红细胞数目、血量、血红蛋白数目、碱储备能力都低于男性。女性脂肪含量高于男性,肌肉重量为身体总重量的32%～35%,低于男子(35%～45%)的比例,肌力较弱,速度、力量和爆发力不如男性。女性骨密度和强度均低于男性,且较早出现骨矿物质的丢失,易出现骨质疏松。

女性有月经生理周期,在月经期有的女性会出现下腹部发胀、疼痛、腰酸、头痛、全身乏力、情绪激动、食欲减退等现象。有的女性月经周期紊乱或月经期经血量增多,或者出现月经量减少甚至闭经的现象。生理上的差别导致女性在运动能力上与同年龄男性相比有较大差距。

(二)女性运动人群的营养代谢特点

1. 能量

有些运动项目对女性的体重要求较高,如体操、艺术体操、花样滑冰、跳水等。另外,像散打、跆拳道、柔道等项目按照体重分级,运动员同样需要控体重。为使机体保持适宜的体重,运动员通常采用限制能量的摄入来达到控体重目的,减少高脂肪、高热量食物的摄入,有的运动员甚至不吃主食。

但有研究发现,女性脂肪摄入过少,会使体脂含量偏低,使女性出现生长发育延迟、月经周期紊乱甚至闭经等现象,有的出现骨质疏松,导致在运动训练中易受伤,发生骨折,称为女运动员三联征。所以,对脂肪的摄入不能一概拒绝,应尽量减少饱和脂肪酸的摄入,加强对不饱和脂肪酸的摄入。有时要适当补充维生素胶囊或片剂,减少脂肪摄入过少导致脂溶性维生素摄入不足。

对于女运动员而言,足够的能量摄入是保证健康的前提,只有在身体健康的基础上才能进一步优化运动能力,即使是需要控体重的运动员,也需要关注能量的问题。

2. 铁

有研究发现,女运动员铁缺乏的现象比较普遍,由此造成的缺铁性贫血在女运动员中比例较高,铁营养在女运动员中是一个需要关注的问题。

女运动员需铁量普遍高于常人,原因有:①汗液中有铁的丢失,丢失最多者可达摄入铁离子总量的 50%。②红细胞生成和降解增加。③含铁组织的合成。④饮食中铁的摄入不足,主要因为铁的吸收率较低。⑤铁通过月经血、尿液及胃肠道等途径丢失。成年女运动员从月经中丢失的铁量平均每日约为 0.6 mg,最高者丢失铁量平均可达 2.8 mg。⑥使用某些药物如阿司匹林等可增加肠道内红细胞的丢失,相比较而言尿液中丢失的铁较少。耐力项目女运动员,由于训练导致血红蛋白被大量破坏,加上月经期经血丢失铁,以及有些运动员偏食,常常使机体铁储备较低,导致铁缺乏,故更要加强铁的摄入。

3. 钙和维生素 D

有研究发现,女运动员钙的摄入普遍不足。钙缺乏引起运动员肌肉抽搐、骨密度下降、骨折的现象较普遍。女运动员普遍缺钙的原因有：①富含钙的食物摄入不足。②控制饮食导致钙的摄入不足。③维生素 D 缺乏，尤其是室内项目运动员。女性通常使用防晒霜，遮挡阳光照射，导致维生素 D 在体内合成不足，影响钙的吸收。

对于患有女运动员三联征的人来说，钙摄入不足与女子运动员的闭经有关。闭经者雌激素水平低于月经正常的运动员，雌激素水平的下降导致钙的吸收减少、溶骨增加、尿钙排出增加，最终出现骨质疏松。钙摄入不足加速了这一过程。

女运动员三联征

女运动员三联征（简称三联征）被定义为由饮食紊乱和不规律月经周期组合引起的内源性雌激素和其他激素水平下降，并最终导致骨密度降低。女运动员三联征早期定义为一种发生于女性运动人群中以饮食紊乱、闭经和骨质疏松 3 种疾病为临床表现的症候群。

在 2007 年，随着科学理解的深入，美国运动医学学会重新将女运动员三联征定义为一项临床实体，意为三个相互关联组分（能量可利用性、规律月经周期和骨质健康）之间的关系。这一重新定义加深了人们对于这一概念的病理生理学理解，即在一段时间内，运动员从良好能量可利用性、规律月经周期和骨质健康慢慢恶化至无月经、能量可利用性低下及骨质疏松。

首先，造成运动员闭经的原因认为是低能量利用率。其次，低能量利用率通过抑制雌激素增加骨吸收的速率，同时也会抑制促进骨形成的代谢激素的分泌。

女运动员三联征成分治疗的第一个目标是通过增加能量摄入和（或）减少运动能量消耗来提高能量利用率。对女运动员三联征而言，预防好于任何治疗，早干预好于晚干预，对运动员进行教育，使其形成正确认识是重要手段。

二、女性运动人群的营养措施

（一）能量

女性运动人群能量要保证足量供应，根据能量消耗量确定能量摄入量，膳食中的糖、脂肪和蛋白质供能比维持在 50%～65%、20%～30%、10%～15%，可结合运动项目、运动训练量等加以调整。

对于长距离项目女运动员,糖是运动时的主要能量来源,应加强对富含糖的食物的摄入,提高肌糖原的储备。对于力量项目女运动员而言,在保证能量充足的前提下,加强对高蛋白食物的摄入,促进肌肉蛋白质的合成。脂肪的摄入中应控制饱和脂肪酸的摄入,不能过多降低脂肪类食物的摄取。

（二）铁

虽然动物性食物中的血红素铁比植物性食物中的铁容易吸收,但运动员仍然可将动物性食物和植物性食物同时摄入,以促进植物性食物中铁的吸收。因为充足的蛋白质、维生素 C、维生素 B_{12} 及叶酸等可以促进铁的吸收。但植酸、鞣酸类物质抑制铁的吸收,所以不宜饮用浓茶、咖啡等,以免影响铁的吸收。用餐时间也很重要,一般运动人群在训练或比赛后没有食欲,小肠的吸收功能也受影响,需要休息 1 h 左右才有食欲,因此应安排好进餐时间。

对于已经出现贫血的运动员,当单纯通过膳食治疗效果不佳时,必须对运动员进行补铁治疗。预防性补铁应采取小剂量措施,每日 0.1～0.3 g,不可超过 3 个月。补铁要遵医嘱,铁营养正常的运动人群不需要补铁。因为铁摄入过多会引起铁中毒,出现恶心、胃肠功能紊乱、肝硬化等症状,长期慢性铁超负荷会导致机体组织内铁沉积,导致铁血黄素沉着病,异常色素沉着。

（三）钙

女运动员钙的需要量高于普通人,故推荐供给量高于普通人。女运动员不分年龄,每日钙的食物推荐供给量为 1 000～1 200 mg。运动项目不同,大运动量训练及高温时,钙的摄入要增加。闭经运动员钙的供给量（1 500 mg）要高于月经正常的运动员（1 200 mg）。减体重和控体重的运动员由于控制饮食,导致钙的摄入偏低,因此要额外补充钙。

要避免长期过量补钙,以免出现高钙尿、肾结石,并影响其他二价离子的吸收。

钙的良好食物来源是奶及奶制品,牛奶中含钙丰富而且易吸收,乳糖不耐受者可选用酸奶及其他奶制品。海产品、豆制品同样是钙的较好食物来源,运动员应注意摄取。蛋白质摄入过多会导致钙的流失,故蛋白质的摄入要适量。

补钙的同时要注意维生素 D 的摄入,以促进钙的吸收。适当接受紫外线的照射,促进皮肤下的 7-脱氢胆固醇转化,也有利于钙的吸收。长期在室内接受训练的运动员,由于接触日光照射较少,可适量补充维生素 D 制剂。

第三节 | 老年人的运动营养

随着年龄的增长,人体的形态、结构和功能不断发生退行性变化,导致人体对内外环境适应能力逐渐下降,这种现象称为老化。我国以 60 岁及以上的人群为老年人。

一、老年人的生理特点

(一)运动系统

随着年龄增加,老年人肌肉呈衰减状态,出现肌肉萎缩、肌肉质量和肌肉力量下降。人体肌肉质量在 30 岁左右达到高峰,直到 50 岁开始略微减少 5%。此后,每年肌肉损失为 1%～2%,80 岁时肌肉质量损失达 30%。一般 30 岁的男子肌肉可占体重的 40%～45%,而老年人肌肉仅占体重的 25% 左右。

随着年龄增加,老年人骨密度降低,骨量流失导致骨质疏松。同时,老年人的韧带弹性减弱、柔韧性变差;软骨发生纤维性变性,骨关节发生退行性改变和畸形。

由于运动系统功能的下降,老年人出现步态、姿势和平衡的改变,动作协调性变差,容易跌倒。

(二)神经系统

衰老过程会发生许多神经系统方面的变化,由于神经细胞的减少、大脑皮层面积缩小、脑容量下降及神经递质的生成减少,机体会出现神经系统的稳定性下降、灵活性降低、兴奋和抑制之间的转换速度减慢、记忆力减退、反应变慢。另外,血流量随着衰老的进程出现减少,老年人的脑血流量仅为年轻人的 80% 左右,因此老年人脑细胞能量供给不足。而且,脂褐素、β-淀粉样蛋白和 tau 蛋白聚集物的堆积也可导致大脑功能衰退。

(三)心血管系统

随着年龄增加,老年人心肌细胞萎缩,心肌收缩力减弱,每搏输出量和心率均下降。心脏体积和重量略有缩小,但心房增大而心室容量减小。老年人心房内心肌纤维减少,弹性胶原组织增加,脂肪显著增多,易发生异位节律。

随着年龄增加,老年人血管弹性减弱,硬度增加,导致血压升高。冠状动脉结缔组织增长和脂肪沉积,易发生粥样硬化。冠状动脉和主动脉的硬化,使得收缩压升高而舒张压降低,脉压差增大。全身各处毛细血管弹性减弱,硬度增加,易破裂出血。

(四) 消化系统

随着年龄的增加,老年人消化系统功能下降。老年人由于味蕾明显减少和萎缩,味觉功能下降80%,影响食欲。老年人胃黏膜萎缩,消化液分泌减少,影响食物的消化和吸收。老年人胃肠道收缩无力,容易出现腹胀、消化不良性腹泻或便秘。老年人肝脏和胰腺重量明显减轻,肝细胞数量减少,肝脏的各种功能下降。老年人分泌的消化酶减少,影响营养物质的消化与吸收,引起营养不良。

(五) 内分泌系统

随着年龄的增长,老年人的内分泌系统出现衰退,甲状腺素合成速率减慢,分泌减少(从20~80岁可减少50%),使得老年人基础代谢率下降。老年人肾上腺功能下降影响肾脏排泄功能、调节水盐代谢及糖和蛋白质代谢。老年人性腺功能下降,性激素分泌减少,使得蛋白质合成下降,影响肌肉质量和力量。老年人雌激素含量低下,影响成骨细胞和破骨细胞的正常活动,使骨质疏松、脊柱变短和弯曲。

(六) 免疫系统

免疫系统是机体重要的防护系统,由免疫器官、免疫细胞和免疫因子等组成,对于维护体内器官和组织正常功能有着重要作用。随着衰老的进程,老年人免疫能力出现下降,表现为机体对外源性抗原的免疫应答下降,对自身免疫抗原加强。随着年龄增加,T细胞和B细胞数量减少,功能下降,抵御外界病原菌侵害的能力下降,使得呼吸系统、泌尿系统和生殖系统的感染发生率增加。同时,体内炎性细胞因子水平增高,诱发与年龄相关的疾病。因此,随着机体免疫功能的减退,老年人的抵抗力下降容易生病,患病后恢复较慢。

肌少症

肌少症(sarcopenia)也称肌肉减少症、肌肉衰减症等,指因持续骨骼肌肌肉质量降低、强度和功能下降而引起的综合征。1989年罗森堡(Rosenberg)首次提出用"sarcopenia"描述与年龄增长相关的肌肉质量减少,即肌少症。2010年,欧洲老年肌少症工作组(European Working Group on Sarcopenia in Older People, EWGSOP)将肌少症定义为一种老年综合征,主要表现为渐进性和广泛性的肌肉质量降低和肌肉功能减退,并伴有生活质量下降和死亡率增加等不良风险。

肌少症分为原发性和继发性,与增龄相关的肌少症称为原发性肌少症,老年人是原发性肌少症的主要发病群体。患有肌少症者自主行动能力逐渐下降,难以维持身体平衡,增加跌倒的风险。

肌少症不仅累及肌肉和骨骼系统,还与心血管疾病(如心力衰竭、高血压、冠心病等)、糖尿病、抑郁、认知功能受损等密切相关,严重影响老年人的身心健康,已成为全球迫切需要解决的公共卫生问题之一。

二、老年人的营养相关问题

老年人容易发生营养不良,一方面源于食物的供给不足或种类单一,另一方面与消化吸收功能下降有关,加上老年人多有不同程度的疾病,药物的使用也会影响营养素的吸收。

(一) 能量

老年人通常比年轻人能量消耗减少 400~800 kcal/d。主要原因是运动量减少,运动不足导致肌肉减少,脂肪增加,基础代谢率下降,总能量消耗出现下降。在此基础上,老年人会有两种情况发生:①保持原有的食量,能量过剩,出现肥胖;②食量减少,身体消瘦,不足以保证机体对营养素的需求。改变上述两种情况的主要措施是增加运动,尤其增加抗阻运动改善身体成分,提高基础代谢,尤其是肥胖的老年人。此外,消瘦的老年人要适量增加能量摄入。研究显示,老年人增加摄入 300~500 kcal/d 的能量,同时增加运动量可以避免脂肪沉积,降低心血管疾病的发病率。

(二) 蛋白质

老年人容易出现蛋白质-能量营养不良,导致肌肉衰减,原因在于蛋白质的供给与蛋白质的消耗之间不平衡。

1. 蛋白质的消耗

老年人由于内分泌功能下降,促进蛋白质合成的睾酮、生长激素、胰岛素生长因子分泌不足,导致蛋白质合成能力下降。加上疾病的原因,免疫系统对蛋白质的需求与消耗增加,使机体持续处于负氮平衡状况。负氮平衡的结果之一是动用组织蛋白质,最为典型的是肌肉蛋白质的分解,出现肌肉衰减,体重下降,进一步加重免疫功能受损。

2. 蛋白质的供给

老年人消化功能减退,对于食物消化和吸收能力下降。加上老年人的食量小,对蛋白质食物的摄入相应减少。如果膳食处于低能量摄入的话,蛋白质作为能源物质进行分解,会进一步增加体内蛋白质的消耗,加剧蛋白质不足的状况。

此外,蛋白质的质量也很重要,完全蛋白质属于优质蛋白质,所含必需氨基酸是人体所需。食物蛋白质的质量不佳的话,就是隐形的蛋白质营养不良。

（三）营养素不足或过量

老年人消化功能减退,对于食物中的营养素消化吸收能力下降,导致多种营养素的相对或绝对缺乏。

老年人由于味蕾明显减少和萎缩,味觉功能下降,影响食欲。由于对食物味道的感觉较差,特别是对咸味不敏感,烹调时盐的用量较大,导致摄入盐较多。加上老年人肾小球滤过率下降,尿量减少,进一步加大钠在体内的潴留,从而影响血压的变化。老年人爱吃腌制类食物,容易诱发胃癌和食管癌。

老年人由于食量减小,在有限的食量情况下,导致多种营养素摄入不足,包括叶酸、维生素 C、钙、铁、锌、铜等。老年人胃肠功能减退,导致机体对维生素 B_{12} 的吸收受到影响。叶酸、维生素 B_6 和维生素 B_{12} 不足会导致血浆同型半胱氨酸的水平增加,诱发心血管疾病,影响大脑的认知功能。

老年人常伴有多种慢性疾病,常用的降压药、利尿药会导致钾、镁的丢失,用于治疗高脂血症的考来烯胺会引起脂溶性维生素吸收不良,头孢类抗生素会引起维生素 K 的缺乏。

三、老年人的营养需求

（一）能量

老年人基础代谢率下降,体力活动减少,使其对能量的需求下降。老年人能量的摄入量与消耗量以能保持平衡并可维持正常体重为宜。一般来说,60 岁较 40 岁时能量摄入减少 20%,以后每增长 10 岁能量摄入减少 10%。表 11-2 列出老年人能量参考摄入量,运动可以提高能量消耗,能量摄入可以根据具体情况来定。

表 11-2　老年人能量参考摄入量（kcal/d）

年龄（岁）	轻体力活动		中体力活动		重体力活动	
	男性	女性	男性	女性	男性	女性
60～65	2 100	1 749	2 450	2 050	2 801	2 349
65～80	2 051	1 699	2 349	1 950	—	—
≥80	1 900	1 500	2 199	1 749	—	—

资料来源:中国营养学会.中国居民膳食营养素参考摄入量（2013 版）.北京:科学出版社,2014.

（二）蛋白质

老年人要加强蛋白质的摄取，多吃富含蛋白质的食物。一般来说，老年人蛋白质的摄入量应占膳食总热量的15%，或者每日以1.0～1.2 g/kg为宜，每日老年男性应摄入蛋白质65 g，女性应摄入蛋白质55 g。在预防肌少症方面，蛋白质补充量应占总能量的15%～20%，尤其对于体重低于50 kg的老年人。同时，要注意提高膳食蛋白质质量，动物或豆类等优质蛋白质应占50%～70%。在补充优质蛋白质的基础上，结合抗阻力量练习，可以更好地促进肌肉蛋白质合成。

（三）糖

由于胰岛素分泌减少，老年人糖耐量低。组织对胰岛素的敏感性下降及糖耐量降低易使老年人血糖水平偏高。另外，过多的糖在体内容易转变为脂肪，从而引起肥胖、高脂血症等疾病。因此，老年人膳食中糖应占总能量的55%～60%，以复合糖类淀粉、非淀粉类多糖为主，老年人应限制纯能量食物及精制糖的摄入。适当增加膳食纤维的摄入，每日应摄入25～30 g，以增强肠蠕动、防止便秘。

（四）脂类

老年人脂肪的摄入根据身体情况来定，消瘦的老年人脂肪摄入量可以占到总能量的25%～30%，肥胖的老年人脂肪摄入量为20%～25%。饱和脂肪酸的摄入不超过总能量的10%，单不饱和脂肪的比例为10%～15%，多不饱和脂肪酸摄入量应在10%以上。控制猪油、牛油等富含饱和脂肪酸食物的摄入，以植物油等食物为主。二十二碳六烯酸和二十碳五烯酸的摄入量为0.25～2.0 g/d，补充富含ω-3脂肪酸的食物，如深海鱼类（鲱鱼、鲑鱼、沙丁鱼、金枪鱼等）及鱼油、核桃、亚麻籽油等。

（五）微量营养素

老年人胃肠功能降低、胃酸分泌减少、活性维生素D合成下降等原因使得钙吸收下降，骨吸收快于骨形成，容易导致骨质疏松，故需要适当补钙，中国营养学会推荐老年人钙的适宜摄入量为1 000 mg/d，比成人多200 mg/d。但补钙不能过量，以免引起肾结石及血管钙化等。

老年人缺铁性贫血的患病率较高。因此，中国营养学会建议60岁以上老年人群铁的适宜摄入量为15 mg/d，应选择猪肝、动物血制品、家禽等铁易吸收的食物。同时，新鲜的蔬菜和水果中的维生素C可以促进铁的吸收，不建议补充铁制剂。

维生素中加强脂溶性维生素的摄取，保证各种维生素摄入量充足，以维持代谢平衡，增强抗病能力。例如，每日膳食中维生素A的推荐供给量为800 μg，维生素B_1和维

生素 B_2 的膳食推荐量为 1.3 mg，维生素 C 的膳食推荐量为 100 mg。

（六）水

老年人群肌肉量减少，体内的含水量下降，约占体重 45%。水的平衡主要由垂体后叶分泌的抗利尿激素和肾脏对水的排出能力来调节。老年人由于口腔干燥、味觉减退、反应能力差等，口渴阈值增加、渴感下降而致水摄入减少。加上肾小管对抗利尿激素和醛固酮的反应性下降，肾脏的浓缩功能减退，水平衡的调节能力退化，因此，体内缺水的风险增加。

因此，老年人要认识到补水的重要性，平时注意补充水分，采用少量多次、积极主动的补水原则，每日摄水量应达到 1 500～1 700 mL，尤其在运动锻炼前后更要及时补水。

四、老年人的膳食指南及原则

根据老年人的生理特点、健康状况和营养需求，提出老年人的膳食指南及原则。

（一）少量多餐，食物细软易消化

针对老年人群的消化吸收特点，推荐采用少量多餐，制作细软易消化的食物。进餐次数可采用三餐两点制或三餐三点制，以三餐三点制为例，每次正餐提供的能量分别占全天总能量的 20%、25%、25%，每次加餐的能量占总能量 5%、10%、10%，且宜定时定量用餐。有咀嚼吞咽障碍的老年人可选择软食、半流质或糊状食物，液体食物应适当增稠。

（二）预防老年人营养缺乏

老年人常因生理功能减退及食物摄入不足等而出现某些矿物质和维生素的缺乏，从而引发钙、维生素 D、维生素 A、维生素 C 缺乏以及贫血、体重过低等问题。这些问题可通过合理营养加以纠正。可以合理利用营养强化食品或营养素补充剂来弥补食物摄入的不足。服用药物时，要注意相应营养素的补充，或者注意药物对营养素的干扰吸收。

（三）主动足量饮水

饮水不足可对老年人的健康造成明显影响，而老年人对缺水的耐受性下降，因此要主动足量饮水，养成定时和主动饮水的习惯。老年人每日的饮水量应不低于1 200 mL，以 1 500～1 700 mL 为宜。饮水首选温热的白开水，根据个人情况，也可选择饮用矿泉水、淡茶水。

（四）积极参加户外活动

适量的户外活动能够让老年人更好地接受紫外光照射，从而有利于体内维生素 D 合成,延缓骨质疏松和肌肉衰减的发展。老年人的运动量应根据自己的体能和健康状况即时调整,量力而行,循序渐进。在身体状况允许的情况下,每日都要有户外锻炼,每次 30~60 min,以轻度的有氧运动(慢走、散步、太极拳等)为主;身体素质较强者,可适当提高运动的强度,如快走、广场舞、各种球类等,活动的量均以轻微出汗为度;或每日活动折合至少 6 000 步。每次运动要量力而行,强度不要过大,运动持续时间不要过长,可以分多次运动,每次不低于 10 min,要有准备和整理活动。

（五）吃动结合,延缓肌肉的衰减

肌肉是身体的重要组成部分,延缓肌肉衰减对维持老年人自理能力、活动能力和健康状况极为重要。延缓肌肉衰减的有效方法是吃动结合,即一方面要增加摄入富含优质蛋白质的食物,另一方面要进行有氧运动和适当的抗阻运动。

（六）保持适宜体重

老年人应经常监测体重变化,使体重保持在一个适宜的稳定水平。从降低营养不良风险和死亡风险的角度考虑,老年人的体重指数最好不低于 20.0 kg/m²,最高不超过 26.9 kg/m²,鼓励通过营养师的个性化评价来指导和改善。另外,良好的沟通与交往可促进老年人心理健康、增进食欲、改善营养。

本章小结

(1) 儿童青少年运动员由于处于生长发育时期,同时又受运动训练的影响,对营养素的需求较高,故应加大对各种营养素的供给,以提高运动员的运动能力。

(2) 女运动员由于月经周期等,容易缺铁,从而易导致缺铁性贫血,缺钙在女运动员中也比较常见,故女运动员要注意加大对铁和钙的吸收。力量项目女运动员应加强对高蛋白食物的摄入,促进肌肉蛋白质的合成。

(3) 老年人由于增龄导致机体各项功能下降,容易出现营养不良。老年人需要强化能量、蛋白质和微量营养素的摄取,同时积极参加户外运动,吃动结合,保持适宜体重。

思考题

1. 儿童青少年运动员对能量的需求有哪些要求?

2. 女运动员要加强哪些方面的营养,为什么?

3. 老年人的运动营养需求有哪些?

中国居民膳食营养素参考摄入量

人群	EER(kcal/d)*		AMDR			RNI	
						蛋白质(g/d)	
	男	女	总糖(%E)	添加糖(%E)	总脂肪(%E)	男	女
1 岁	900	800	50~65	—	35(AI)	25	25
2 岁	1 100	1 000	50~65	—	35(AI)	25	25
3 岁	1 250	1 200	50~65	—	35(AI)	30	30
4 岁	1 300	1 250	50~65	<10	20~30	30	30
5 岁	1 400	1 300	50~65	<10	20~30	30	30
6 岁	1 400	1 250	50~65	<10	20~30	35	35
7 岁	1 500	1 350	50~65	<10	20~30	40	40
8 岁	1 650	1 450	50~65	<10	20~30	40	40
9 岁	1 750	1 550	50~65	<10	20~30	45	45
10 岁	1 800	1 650	50~65	<10	20~30	50	50
11 岁	2 050	1 800	50~65	<10	20~30	60	55
14~17 岁	2 500	2 000	50~65	<10	20~30	75	60
18~49 岁	2 250	1 800	50~65	<10	20~30	65	55
50~64 岁	2 100	1 750	50~65	<10	20~30	65	55
65~79 岁	2 050	1 700	50~65	<10	20~30	65	55
80 岁~	1 900	1 500	50~65	<10	20~30	65	55
孕妇(早)	—	1 800	50~65	<10	20~30	—	55
孕妇(中)	—	2 100	50~65	<10	20~30	—	70
孕妇(晚)	—	2 230	50~65	<10	20~30	—	85
乳母	—	2 300	50~65	<10	20~30	—	80

资料来源:中国营养学会. 中国居民膳食指南(2022). 北京:人民卫生出版社,2022.

注:EER,能量需要量;AMDR,可接受的宏量营养素范围;RNI,推荐摄入量;%E,占能量的百分比;AI,适宜摄入量。

* 6 岁以上是轻身体活动水平。

附录 2

中国人群身体活动指南（2021）

为了科学指导我国不同年龄人群及慢性病患者身体活动,提升全人群身体活动水平,2021 年我国提出了适合中国不同人群的身体活动指南。《中国人群身体活动指南(2021)》提出"动则有益、多动更好、适度量力、贵在坚持"4 条总则,涵盖所有年龄的人群,同时根据不同健康状况,有针对性地进行身体活动。

1. 2 岁及以下儿童

①每天与看护人进行各种形式的互动式玩耍;②能独立行走的幼儿每天进行至少 180 min(3 h)的身体活动;③受限时间每次不超过 1 h;④不建议看各种屏幕。

2. 3～5 岁儿童

①每天要进行至少 180 min 的身体活动,其中包括 60 min 的活力玩耍,鼓励多做户外活动;②每次静态行为不超过 1 h;③每天视屏时间累计不超过 1 h。

3. 6～17 岁儿童青少年

①每天进行至少 60 min 中等强度到高强度的身体活动,且鼓励以户外活动为主;②每周至少进行 3 天肌肉力量练习和强健骨骼练习;③减少静态行为,每次静态行为持续不超过 1 h,每天视屏时间累计少于 2 h。

4. 针对 18～64 岁成年人

①每周进行 150～300 min 中等强度或 75～150 min 高强度有氧活动,或者等量的中等强度和高强度有氧活动组合;②每周至少进行 2 天肌肉力量练习;③保持日常身体活动,并增加活动量。

5. 针对 65 岁及以上老年人

①成年人的身体活动推荐同样适用于老年人;②要坚持平衡能力、灵活性和柔韧性练习;③如果身体不允许每周进行 150 min 中等强度身体活动,应尽可能地增加各种力所能及的身体活动。

6. 针对慢性病患者

①慢性病在进行身体活动前应咨询医生,并在专业人员指导下开始进行;②如身体允许,可参照同龄人的身体活动推荐;③如身体不允许,仍鼓励根据自身情况进行规律的身体活动。

中国居民膳食指南（2022）

平衡膳食准则八条

《中国居民膳食指南（2022）》由2岁以上大众膳食指南、特定人群膳食指南、平衡膳食模式和膳食指南编写说明3部分组成。

其中2岁以上大众平衡膳食八准则如下：

食物多样，合理搭配。

吃动平衡，健康体重。

多吃蔬果、奶类、全谷、大豆。

适量吃鱼、禽、蛋、瘦肉。

少盐少油，控糖限酒。

规律进餐，足量饮水。

会烹会选，会看标签。

公筷分餐，杜绝浪费。

我国运动员一日能量和营养摄入量的推荐建议

1. 按一日能量的平均需要量进行分类

项目	能量推荐建议	
	MJ/d	kcal/d
棋牌类	8.4～11.76（10.08）	2 000～2 800（2 400）
跳水,射击（女）,射箭（女）,跳高,跳远,体操（女）	9.20～13.44（11.34）	2 200～3 200（2 700）
体操（男）,武术,乒乓球,羽毛球,短跑（女）,举重（<75 kg）,网球,手球,花样游泳,击剑,垒球	11.34～17.64（14.70）	2 700～4 200（3 500）
花样滑冰,中长跑,短跑（男）,竞走,登山,射箭（男）,射击（男）,球类（篮球、排球、足球、冰球、水球、棒球、曲棍球）,游泳（短距离）,滑冰,高山滑雪,赛艇,皮划艇,自行车（场地）,摩托车,柔道,拳击,投掷（女）,沙滩排球（女）,现代五项	15.54～19.74（17.64）	3 700～4 700（4 200）
游泳（长距离）,举重（>75 kg）,马拉松,摔跤,公路自行车,橄榄球,越野滑雪,投掷（男）,沙滩排球（男）,铁人三项	≥17.64	≥4 700

说明:以上各运动项目能量的平均需要量是根据运动员膳食能量的实际摄入情况(部分采用气体代谢研究结果)和国外有关资料大体分类的参考数值,但运动员的能量需要个体差异较大,具体应用时应注意观察运动员体重体脂的变化。

2. 我国运动员各种营养素摄入量的推荐建议

营养素	推荐建议
蛋白质	占总能量的 12%～15%,力量项目可增加到 15%～16%,其中优质蛋白至少占 1/3
脂肪	占总热量的 25%～30%,游泳和冰上项目可增加到 35%,饱和脂肪酸、多不饱和脂肪酸和单不饱和脂肪酸的比例为 1∶1∶(1～1.5)。注意控制饱和脂肪酸的摄入量
糖类(碳水化合物)	占总热量的 55%～65%,耐力项目可以增加到 70%,但应注意增加谷薯类等食物的摄入
无机盐类(按日供给量)	钾:3～4 g;钠:<5 g(高温环境训练<8 g);钙:1 000～1 500 mg;镁:400～500 mg;铁:20 mg(大运动量或高温环境下训练为 25 mg);锌:20 mg(大运动量或高温环境下训练为 25 mg);硒:50～150 μg,碘:150 μg
维生素(按日供给量)	维生素 A:1 500 μg RE,视力紧张项目增加为 1 800 μg;维生素 B_1:3～5 mg;维生素 B_2:2～2.5 mg;烟酸:20～30 mg;维生素 B_6:2.5～3.0 mg;叶酸:400 μg;维生素 B_{12}:2 μg;抗坏血酸:140 mg(比赛期增加为 200 mg);维生素 E:30 mg(高原训练增加为 30～50 mg);维生素 D:10～12.5 μg

注：神经系统紧张项目适当增加维生素 B_1,视力活动紧张项目注意维生素 A 的营养水平;控制体重期间应增加维生素、微量元素和蛋白质摄入量,达到推荐的运动员 AI 值;运动员在高原训练时应增加维生素 A、维生素 C 和维生素 E 的摄入量,并增加能量 10%～20%。

附录 5

我国运动员的食物分组

我国运动员的食物分组参考了国内外食物分组的有关资料,较多地侧重于运动员膳食炊管人员采购食物和编排食谱的需要,同时针对运动员膳食营养中存在的问题,强调了一些食物的功能,具体分为 6 组,每组食物可按其营养价值进行等价交换。

(1) 谷类和薯类(碳水化合物):谷类(米、面、粗杂粮等)、薯类和高糖淀粉类(如糕点等)。从食谱的搭配和食物多样化考虑,由于运动员容易忽略碳水化合物的摄入量,特增加薯类和含高糖淀粉类食物。

(2) 蔬菜水果类:主要提供维生素、无机盐和膳食纤维。

(3) 肉、禽、水产品、蛋类:主要提供优质蛋白质,也包括一些维生素和无机盐。为避免运动员摄取过多的饱和脂肪酸和胆固醇,蛋类和水产类分别列出,并强调肉类食物应以瘦肉为主,大体上肉(猪、牛、羊肉等)占 40%、禽类占 30%、水产品占 30%。

(4) 奶类和豆类:这一类食物重点在于提供钙和优质蛋白质,并可提供一些维生素和无机盐,按一定比例,奶类和豆类食物可互换。

(5) 烹调用植物油类:提供必需脂肪酸和维生素 E,为减少脂肪摄入的总量,仍应注意控制总摄入量。

(6) 运动饮料类:主要提供糖、无机盐等。运动训练引起大量出汗,及时补液关系到运动能力和运动员的健康。特列出此类食物以强调补液的重要意义。

(7) 食用糖类(单糖、双糖):不大于一日总能量的 10%。

主要参考文献

常翠青，2003．运动与肥胖［J］．中国运动医学杂志，22(6)：593-596．

陈吉棣，杨则宜，李可基，等，2001．推荐的中国运动员膳食营养素和食物适宜摄入量［J］．中国运动医学杂志，20(4)：340-347．

冯美云，1999．运动生物化学［M］．北京：人民体育出版社．

邱俊强，杨俊超，路明月，等，2022．中国健康成年人身体活动能量消耗参考值［J］．中国运动医学杂志，41（5）：335-349．

魏永生，郑敏燕，耿薇，等，2012．常用动、植物食用油中脂肪酸组成的分析［J］．食品科学，33(16)：188-193．

杨月欣，葛可佑，2019．中国营养科学全书［M］．2版．北京：人民卫生出版社．

杨月欣，王光亚，潘兴昌，等，2002．中国食物成分表2002［M］．北京：北京大学医学出版社．

袁海平，左群，庄洁，等，2007．运动营养学［M］．北京：北京体育大学出版社．

中国营养学会，2014．中国居民膳食营养素参考摄入量（2013版）［M］．北京：科学出版社．

中国营养学会，2022．中国居民膳食指南（2022版）［M］．北京：人民卫生出版社．